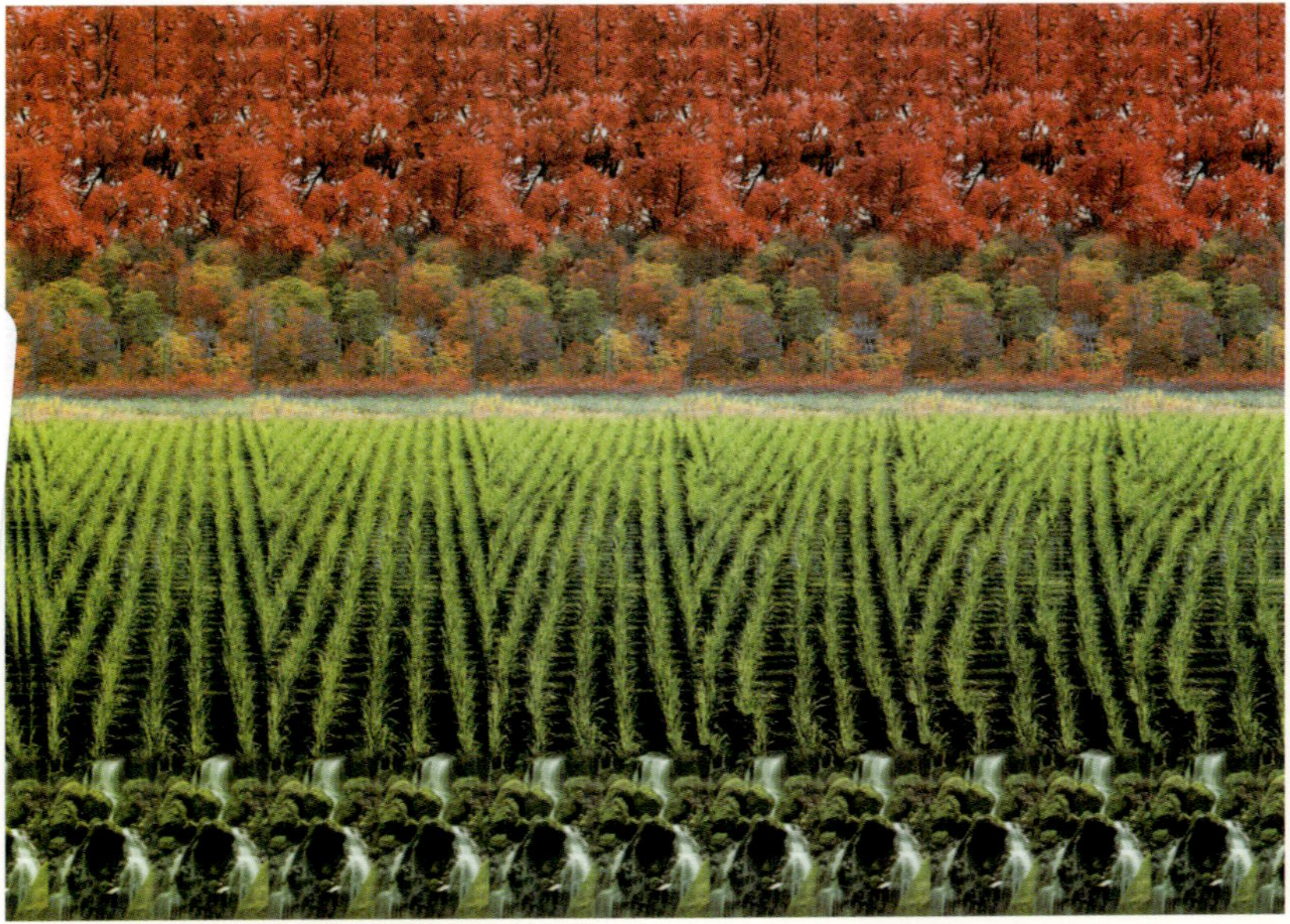

山形の名産、といったらこれだよね！

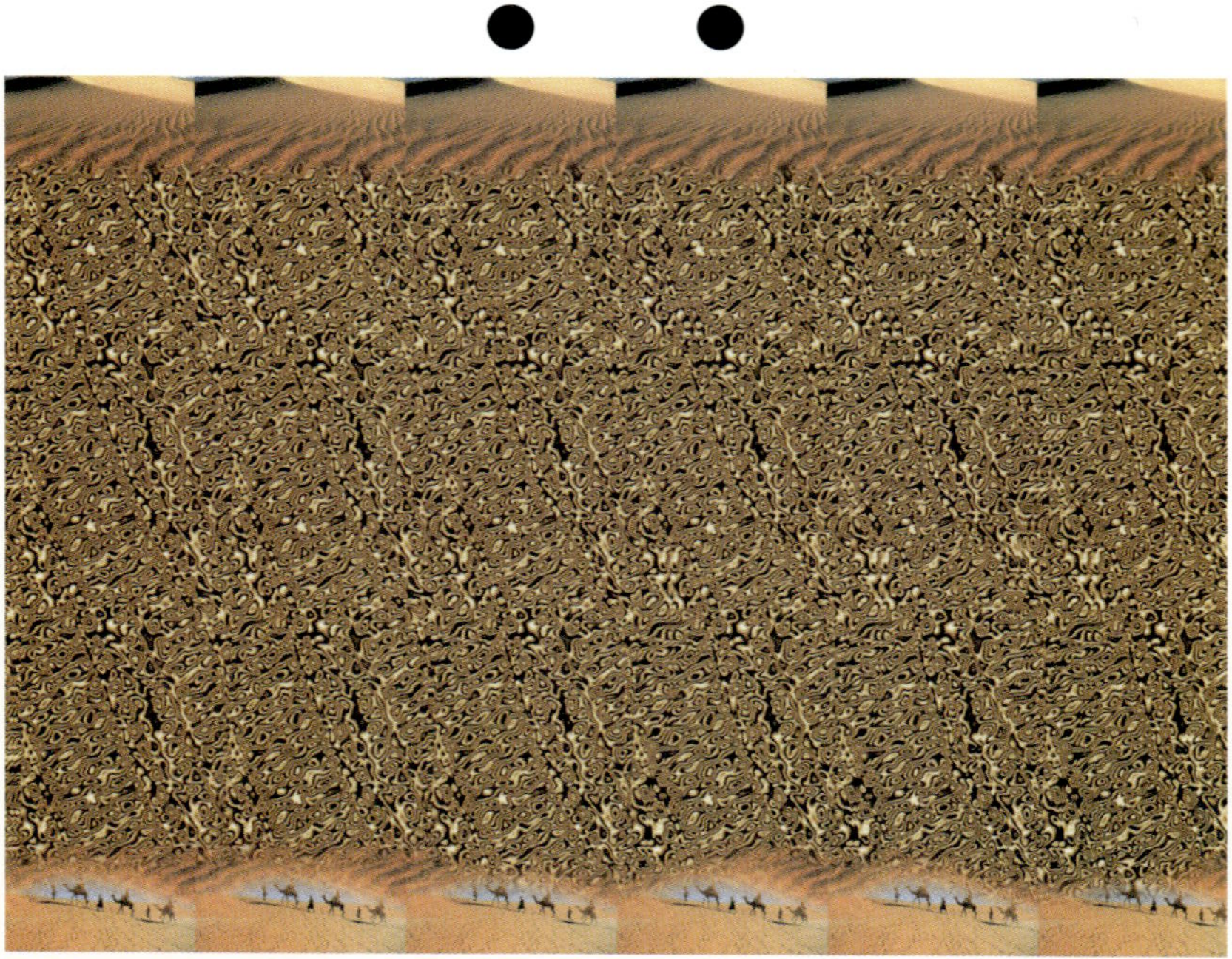

背中にね、1つか2つコブがある。

撮ったことはありますか？

眼底写真

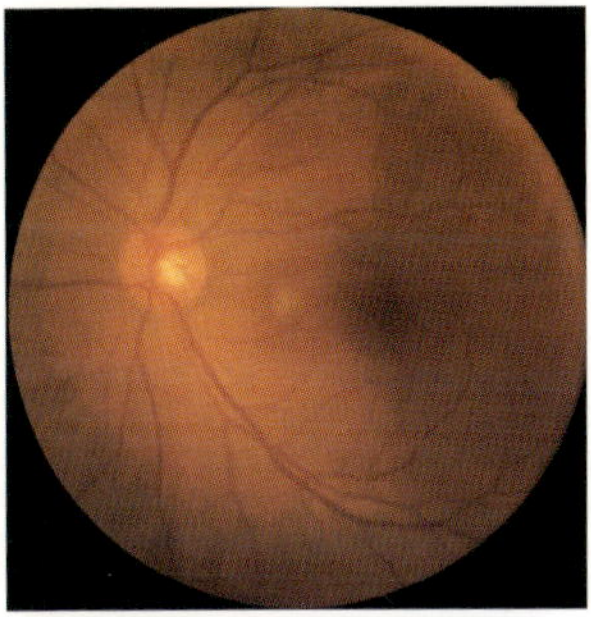

①網膜の血管だけがしっかり見える健康な目の眼底写真。

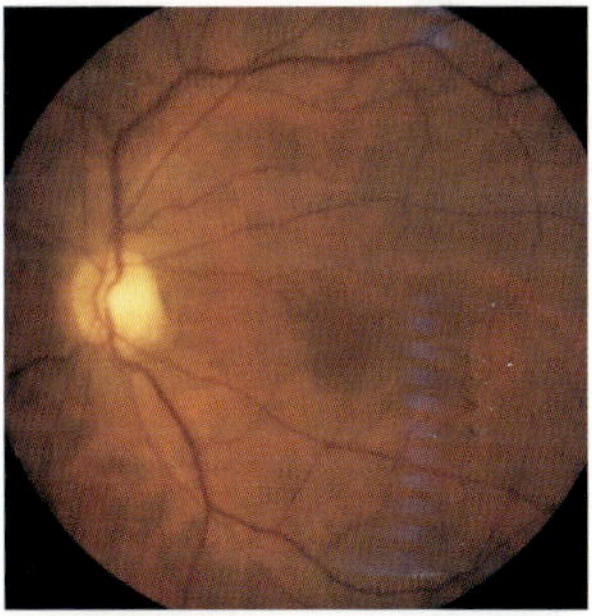

②強度近視・乱視の目の眼底写真。網膜が薄くなり、網膜の血管の向こう側に脈絡膜の血管が見える。目の状態はかなり危険といえる。

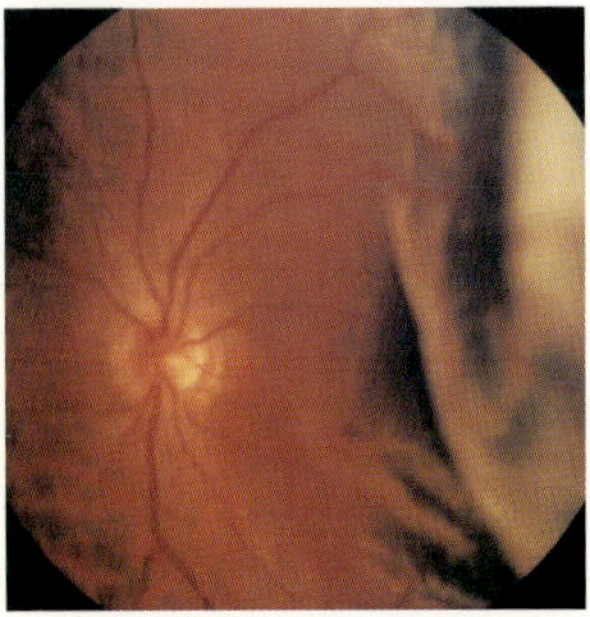

③網膜剥離した目の眼底写真。右側の白く見えるところは、完全に剥がれてしまった網膜。剥離が黄斑部にまで及び、ほとんど見えない状態。

コントラスト色見本

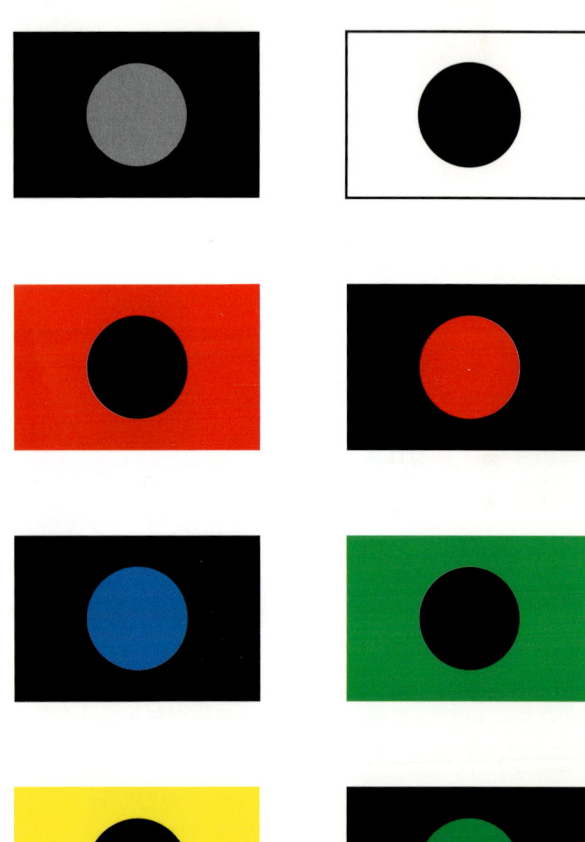

遊び感覚で目がよくなる!

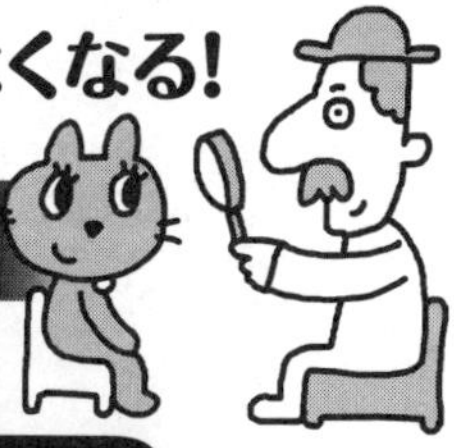

一番やさしい

視力回復法

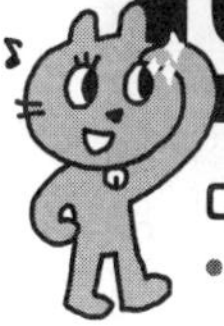

中川和宏 Kazuhiro Nakagawa

●ビジョン・フィットネスセンター所長

PHP研究所

一番やさしい視力回復法　もくじ

第6章　「老眼《ろうがん》・老顔《ろうがん》」は「治らない・しかたがない」なんてウソ！

第7章　緑内障、白内障、飛蚊症《ひぶんしょう》に網膜剥離……

はじめに　目が良くなると脳が活性化する!

中川式「一番やさしい」視力回復トレーニングとは?

・**簡単**
・**楽しい**
・**地道に続ければ必ず効果が現れる**

これが、中川式ビジョン・セラピーの三大特長です。

最近とても多い相談は、「近視矯正手術（レーシック・RK・PRK等）をしたのですが、視力がまた低下してきて不安です……」というものです。これは、多くの人が、**単なる「視力回復」と、自分の目そのものを良くする「視力回復トレーニング」**を混同されているために起こる相談です。

視力回復には、一時しのぎの回復と根本的な回復とがあります。「物は目で見ている」という考えでメガネ・コンタクト・矯正手術・オルソケラトロジー（コンタクトレンズを利用した視力矯正）を行うなど、一時的に視力を上げるだけで目の病的状態はそのままにしておくものが対症療法。本書で述べる中川式ビジョン・セラピーのように「物は目だけでなく、脳を使って見ている」という考えで視力回復トレーニングを行い、一歩一歩着実に目の健康を取り戻し、視力を回復して、その視力を維持するものが根本療法です。この方法だと、脳まで活性化できます（中川式ビジョン・セラピーの全体像は、おわりに、に載せています）。

この本は、「急がば回れ」の考えのもと、本当に視力を回復したい人のために書きました。

また、最近は脳ブームですが、目が悪いと脳は活性化しません。脳を鍛えるクイズ番組は、間違い探しや動くものを目で追うゲームなど、目を使う問題を多く使っていますし、なにより目の悪い方には実感があるはずです。メガネやコンタクトなしの生活が考えられないのはもちろん、目覚めが違います。起きて目を開けてもよく見えないのですから、頭が回らないのは当然です。

メガネ、コンタクトをして見えるからいいではないかという人は、薬を飲んでいるから自分は健康だという人と同じです。目は心（脳）の窓です。目が良くなくては、脳は働かないのです。

中川和宏からのメッセージ

・**脳は目が育てる**（子どもの脳の発達は目からの刺激による部分が大きい）
・**脳は目で疲れる**（大人の脳の疲労は目の酷使によるストレスからくる部分が大きい）
・**脳の衰えが目を老化させる**（中高年の老眼は脳の衰えが目に影響したもの）
・**脳は目から鍛え活性化するのが一番効率的**（脳トレのほとんどは目トレ）
・**見た物と食べた物は全部自分になる**（食べた物は栄養として自分になり、見た物は脳の中で記憶として自分になり、集中力の対象になり、想像力のタネになる）

視力は必ず回復・維持できます。あきらめないで！

視力はどんな目でも必ず回復・維持できます。「視力は回復しない」という誰がいったかわからないような間違った常識にとらわれていてはいけません。

この本に書かれていることを実行されれば、個人差はありますが目の健康を取り戻し、屈折度数（コラム①参照）の改善を伴って視力が回復します。根本療法であり、誰でも簡単にでき、効果も確実に現れます。免疫力や自然治癒《ちゆ》力を取り戻すのです。コラムにも、個人差はあれど、気休めではなく、即効性と確実さを保証できるものを厳選して載せています。

目×脳＝最《さい》「効《こう》」の視力回復法

極端ないい方をすると、物は脳で見ています。目では見ていません。目は脳を育て

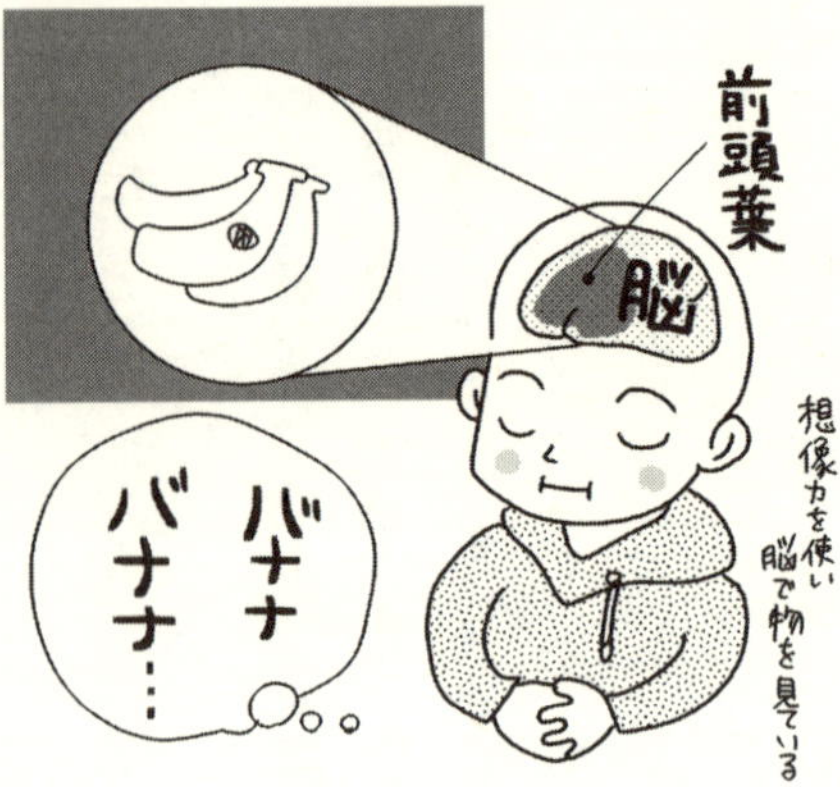

ますし、脳は目で疲れます。

物は脳で見ている、ということを体感してみましょう。

目を閉じて、バナナを想像してください。バナナが浮かんできたはずです。浮かんできたところが前頭葉です。このとき、人は前頭葉＝脳のスクリーンで物を見ています。目は閉じているのですから、目で見ているのではありません。**想像力**を使って脳で物を見ているのです。

次に、手のひらを見て瞬時に覚え、目を閉じてください。目を閉じても、手のひらがぼんやり見えるはずです。これも前頭葉＝脳のスクリーンで見ているのです。**記憶力**を使って脳で物を見ています。

最後に、24ページの視力表で視力を測ってください。

その後、25ページの黒丸を食い入るように集中して1分間見ます。黒丸の周りが輝いて見えたり、大きく見えてきたり、近づいて見えたり、濃く見えてきます。そして、もう一度視力を測ると1~3段階視力が上がっています。**集中力**を使って脳で視力を回復し、前頭葉=脳のスクリーンに映しているのです。

このように、人は、想像力や記憶力、集中力を使って脳のスクリーン（前頭葉）で物を見ているのです。脳が物を見る力のことを、私は、脳内視力《インナー・ビジョン》（Inner Vision）と名付けました。集中力や想像力や記憶力のことです。対して、いわゆる目の視力をアウター・ビジョン（Outer Vision）と呼んでいます。

視力が回復するにつれ、集中力や想像力や記憶力が伸びます。脳が活性化します。逆に、集中力や想像力や記憶力を鍛えると脳が活性化し、視力回復につながります。

この関係をうまく利用し、**目から脳を、脳から目を良くしよう**というのが本書の目的です。第1章から第7章まではいわゆる目の視力（Outer Vision）を、第8章では脳内視力（Inner Vision）を鍛える方法を載せています。

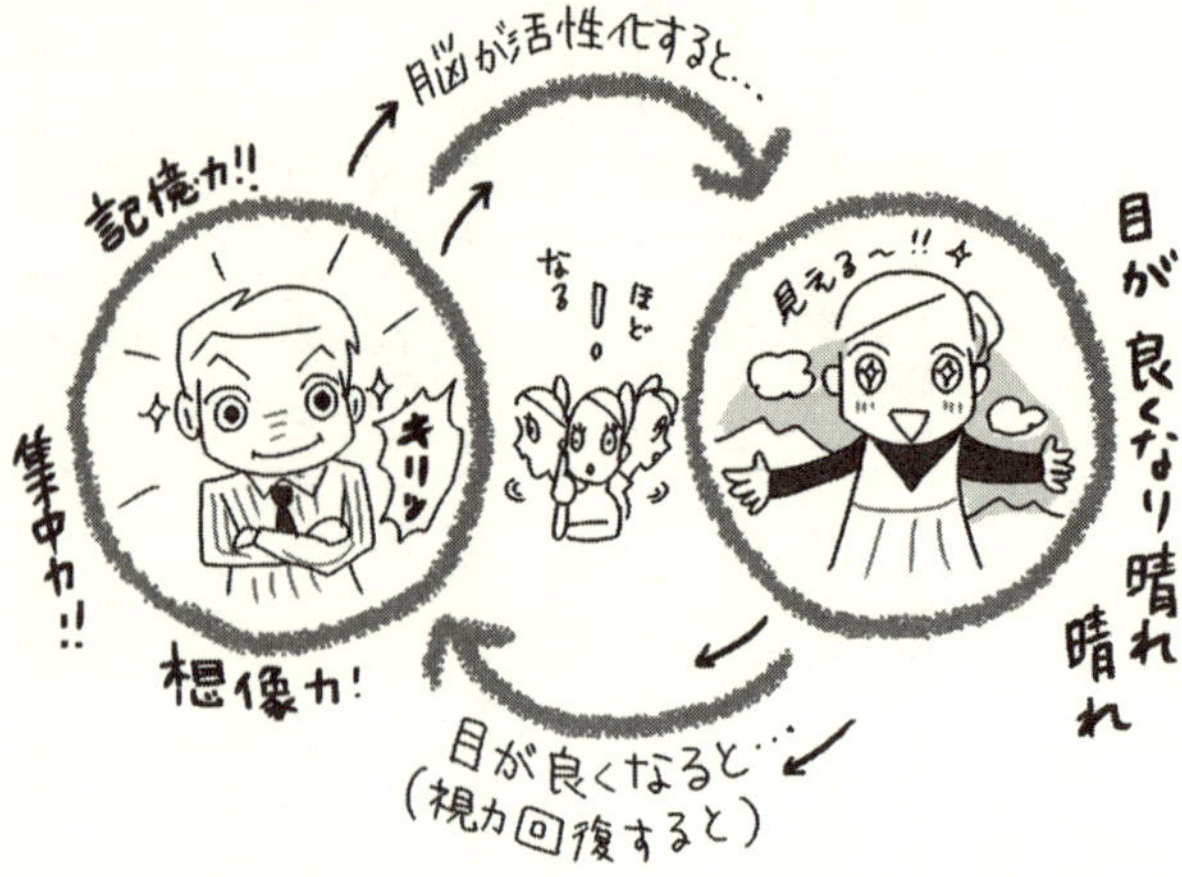

この関係を利用した視力回復法の効果は、思わぬところに現れます。

子どもや学生には、成績が格段に上がった方がたくさんいます。実は、視力と成績にはかなり明確な関連があるのです。アメリカの視力眼科医のクラスキン氏は、ジョンソン大統領の娘、ルシーさんの成績不振の原因が目のアンバランスな使い方であることをつきとめ、ビジョン・セラピーを実施したところ、成績が上がって優等生名簿に載るようになったというエピソードもあります。大人の方からは、仕事が順調になった、気分が晴れやかになったなどの声をいただきます。スポーツの世界では、中川式ビジョン・セラピーで在京セ・リーグ球団の四番打者になった方、突如ホールインワンを達成したプロゴルファーの方、優勝を決めたカーレーサーの方などなど……がいらっしゃいます。

さあ、私と一緒に、昔のようにはっきり見える視力と目の輝きを取り戻し、脳を活性化させましょう。**簡単なことを毎日やるだけです。**

本書は視力回復の決定版として、様々な症例に効果的なトレーニングをたくさん載せています。それぞれの症例ごとに最も効くトレーニングとして載せてありますが、どれも目にいいトレーニングばかりです。

症例にかかわらず、ぱっと開いておもしろそうだと思ったものを、一人で、家族で、どんどんやってみてください。

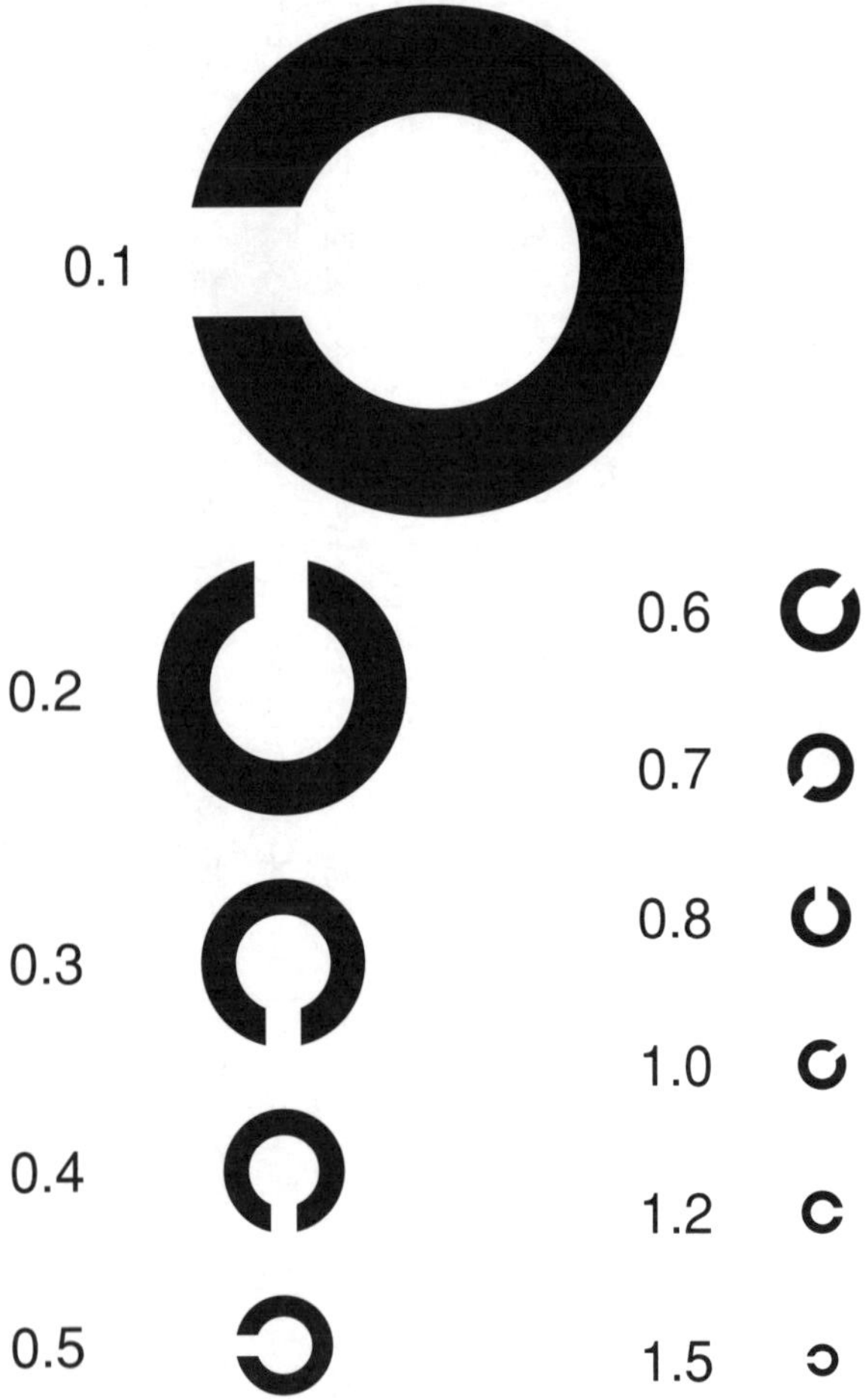

視力表（3メートル用）

コラム①

あなたの目はどれくらいメタボ？——視力回復は目のダイエット

近視は目のメタボです。わかりやすく体重にたとえて、どの程度の状態か見てみましょう。**屈折度数とは近視度数と乱視度数を足し算した数字**で、D（ディオプター）で表します。ここでは、体重を表すkg（キログラム）と同じ役割と考えてください。標準体重が０Dで１・５の視力です。ここから近視・乱視が１D進むごとにだいたいプラス３kgと思ってください。

いかがでしたか？　**屈折度数は、眼科やメガネ屋さんで簡単に測れます。**屈折度数は**誰が測っても同じ数値**が出ますので、基準を守っていない視力測定と違って**客観的で正確な数値**が得られます。

屈折度数を改善して視力を回復することは、メタボを解消して糖尿病を治すことと同じです。近視は単に見えなくなっただけではなく目が病的状態になっているも

視力	D（ディオプター）	重さにすると
0.5	マイナス1D	3kgのメタボ
0.2	マイナス2D	6kgのメタボ
0.1	マイナス3D	9kgのメタボ
0.05	マイナス4D	12kgのメタボ
0.04	マイナス5D	15kgのメタボ
0.02	マイナス6D	18kgのメタボ
0.01	マイナス7D	21kgのメタボ

のです。その状態を数値化したものが屈折度数ですから、**屈折度数を改善することが本当の視力回復**だ、と覚えておいてください。目の健康診断として、年に一度の眼底検査《がんてい》をおすすめします。

巻頭の眼底写真は①が目の健康な人のもの（ちなみに筆者のものです）、②が強度の近視・乱視の人のもの、③が網膜剥離をした人のものです。見るだけで健康状態がわかるようです。

しかし、この大切な屈折度数改善を、誰もが不可能だと思っています。そんなことはありません。改善します。ただ、近視矯正手術で角膜だけを削って、無理して一時的に屈折度数を改善しても、時間が経過すると元へ戻ってしまいます。

トレーニングをし、自分で屈折度数を改善することで、視力を回復し、眼球の伸びを止め、戻し、目の健康をも同時に回復します。
これが本当の目のダイエットになります。

第Ⅰ部〈視力回復・目の健康回復編〉OUTER VISION

視力は必ず回復する——問題は、「やるかやらないか」。

あなたならできる！

第1章

みんな気になる一問一答

1 視力回復は証明できる？　どこまで良くなる？

視力は本当に良くなる？

皆さんは、風邪になったら治らないで死んでしまうと考えますか？　よほど心配性な人以外は、考えないでしょう。視力も同じことです。ここで、「視力は回復しない」という間違った常識の、化けの皮を剥がしてみましょう。

まず、私が調べた範囲では、**「視力が回復しない」ことを証明した人は今までに一人もいません。**もしいれば紹介してください。では、なぜ多くの人が「視力は回復しない」と思いこんだのでしょうか？　実は、これには簡単な理由があるのです。眼科さんです。

私が相談者に、「なぜ視力が回復しないと思ったのですか？」と質問すると、多くの人が「眼科でそういわれたから」と答えます。眼科の先生はどうして、視力を回復する方法があることを教えてくれないのでしょうか？

理由は、日本の眼科診療が社会保険診療だからです。社会保険診療で点数化されているもののみが収入になりますので、そうでないものは診療の対象外であることが多いです。視力に関しては、視力測定とメガネ処方は点数化されていますが、視力回復は点数化されていません。**だから、近視、乱視、遠視、老眼になって眼科で受診しても、視力を測ってメガネを作ってはくれますが、視力を回復させてはくれない**のです。眼科さんが悪いのではありません。社会保険診療制度は60年も前に制定されており、今のように目の悪い日本人がいなかったので、視力回復が社会保険診療項目に入らなかっただけです。しかし、今は情報社会になり目のいい日本人が少なくなりましたので、改正しなくてはいけません。

常識は真理とは違います。流行のようにコロコロ変わる常識に振り回されないことが大切です。屈折度数の改善を伴った視力回復が本当の視力回復です。私どものビジョン・フィットネスセンターには、このデータが27年間分、膨大にあります。いつでも視力回復を証明できます。なお、アメリカには、オプトメトリスト（視力眼科医）

という国家資格があります。眼科が目の病気の専門家であるのに対し、オプトメトリストは視力の専門家で、保険も適用されます。この制度はカナダ、オーストラリア、ヨーロッパ諸国、またアジアでは韓国、フィリピン、中国などで制度化されたり、制度化されつつあります。

夢は全員1・5の視力――視力と共に屈折度数改善を！

次によくある質問が、「どこまで良くなるの?」です。本当は、どのような視力低下も1・5の視力に回復させてあげるのが私の夢ですが、まだそこまでの技術レベルには達していません。**それでもマイナス3D（視力0・1）程度の近視ですと0・5～1・5まで、これ以上の強い近視も1D～4Dぶんくらい改善させることができます。**誰もが1・0以上の視力に回復するわけではありませんが、できるだけ屈折度数を軽減することがとても大切です。そして何より、この本を読んで皆様がトレーニングを実施されれば、ご自身が視力回復の生き証人ということになるでしょう。

2 いつの間にか視力低下。でも、どうして？

子どもの目

まず、お子さんですが、**子どもの視力が「いつの間にか」低下することはありません。**

視力低下のスピードは、子どもの場合、1年間で平均1D悪化します。1・5の視力が一年で0・5に。2年で0・2に。3年で0・1に。4年で0・1以下になります。いつの間にか悪くなることはありません。気づかないだけです。

よく親御さんが、「うちの子はここ2、3年で急に目が悪くなってきて、今は、0・1なのです」とおっしゃいます。まず、「急に」というのが間違っています。「ここ2、3週間で急に目が悪くなって……」ならわかります。しかし2年も3年もかけて進行しているのだから、実際には「じっくり少しずつ」ですね。

また、1・5の視力が2、3年で0・1になるのは平均的ですから驚くことではありません。気づかなかったか、気づいてはいたけれど放置していたということです。

子どもの視力回復は、早期発見早期対策が大原則です。8〜18歳が人生で一番近視が進む時期ですから、細心の注意が必要です。特に、目の悪い親御さんはお子さんの目に注意を払ってください。一番大切なことは、近視をストップさせることです。

大人の目

一方、**大人の視力低下ですが、これはいつの間にか進みます。**そして、個人差があります。

子どもの頃から目が悪い人も、大人になってから悪くなった人も、仕事や趣味でパソコンを使用しているという特徴があります。昔は、20歳を過ぎたら近視は進まないといわれていましたが、今では、パソコンを使用する限り永遠に視力が低下する時代になったのです。いつの間にか、知らないうちに視力が低下し、皆、強度近視になっています。ときどき、視力検査、屈折検査、眼底検査をしてください。病的状態になっているかもしれません。

視力低下の原因は簡単です。目の酷使です。目の酷使をやめれば、確実に、子どもの近視は止まります。また、大人の近視は目の酷使を乗り越えるしかありません。目を鍛えるのです。

子どもの視力低下の原因は、男の子はテレビ、ゲーム、マンガ、ケータイ。女の子は8割が過度の読書です。大人は、子どもの頃悪くなった原因は様々ですが、20歳を過ぎてもどんどん目が悪くなっているのは、間違いなく仕事でパソコンを使っているからです。パソコンは今や仕事の必需品になっており、対策が不可欠です。大人の相談者の84％が0・1以下の視力です。パソコン対策は第3章で詳しく述べます。

3 目の酷使以外にも近視の原因はあるの？

ストレス性近視・乱視・緑内障・白内障というやっかいもの

あるとき、こんなことがありました。上司と喧嘩してカッカされている当センターの会員さんの屈折度数が、普段はマイナス３Ｄ（中程度の近視）なのにマイナス６Ｄ（強度の近視）へ変化していたのです。強いストレスを感じている以外に普段と違う点はありません。**ストレスで近視・乱視の度数が悪化した**というわけです。ストレスは、水晶体《すいしょうたい》や毛様体筋《もうようたいきん》、目の周りの眼筋、脳の機能を急にストップさせます。あまり怒らないでゆったりとしてごらんといい１週間後に再び測ると、もう元のマイナス３Ｄに戻っていました。

目のトラブルのバロメーターとなる角膜カーブに変化がないにもかかわらず、近視度数・乱視度数が悪化している場合、ストレス性近視であることが考えられます。

現代人は皆、何らかのストレスを抱えています。ストレスが、近視・乱視を進行させる大きな要因になっていることも明瞭にわかってきて、近視対策の中にストレス対策を盛り込まなければならない時代になったことを痛感しています。

★対策①　体を温めよう

ストレス性近視・乱視・緑内障・白内障が非常に増えています。ストレス性の目の障害は私が発見し名付けたものですので医学書には載っていませんが、ストレス対策によってかなりよい結果が出ています。またこの場合のストレスは、**精神的なものだけでなく、自分では感じないような体に対するストレス**も含んでいます。

たとえば最近発見したストレスは、冷えストレスです。夏に、夜でもクーラーをつけて寝ている人に視力低下が顕著に出ていたのです。昨年、初めて8歳と9歳の緑内障のお子さんを診《み》ましたが、その子どもたちは共に低体温で35度台でした。現代人の体温はどんどん下がっていますが、体温が下がると目の血流が悪くなります。血流障害は目の大敵です。体を冷やさないように心がけましょう。

★対策②　上を向いて歩こう、寝よう

次に、**重力ストレス**です。前かがみで勉強や読書、パソコンをしたり、うつぶせで寝たりすると重力の加減で眼軸（目の長さ）が伸び、近視・乱視が進行します。目は、目の奥の骨に水風船がつり下がったようなものです。だから、重力の影響でどんどん前に垂れ下がっていきます。姿勢に気をつけてください。かの名曲にあるように、「上を向いて」歩こう、勉強しよう、仕事しよう。寝るときも、なるべく仰向《あおむ》けで寝ましょう。

★対策③　早寝早起きをしよう

ストレス性近視・乱視と思われる方の多くに、**睡眠不足**である、という共通点があります。

これを元に、当センターの会員さんに早寝早起きをしていただいたところ、驚くような結果が出ました。いずれの例も共通していることは、屈折度数が大きく改善していることです。すなわち、近視が徐々に改善され、視力が回復してきたのです。

4 回復した視力は再び低下する？

視力低下、目の障害は目の風邪・病気です。多くは回復します。では、風邪を治したときに、「先生、また風邪をひかないでしょうか？」と聞きますか。普通は聞きません。ところが、不思議に視力回復ではこの質問がよくあるのです。答えはやはり、**「あなたの養生次第です」**。目を酷使する生活習慣を改善し、正しい目の使いかたを身に付けて屈折度数を改善しておけば、二度と視力が低下することはありません。実際、視力を回復した人は、二度と視力を低下させたくないという気持ちになります。だから、日常生活でも注意し、ビジョン・セラピーのトレーニングを欠かさずやっていらっしゃいます。皆さんも、一度視力を回復され、クリアな視界を得たと想像すれば、悪い生活に戻って視力を落としたいとは思わないでしょう？

回復した視力が再び低下するかということをわざわざ考えなくとも、自然と低下させないように気を配っていくものです。ご心配は無用です。

5 学校・職場の視力測定では0・5、眼科では0・2、メガネ屋では0・6……本当の視力はどれ？

視力の相談で一番多い質問が、ある眼科では0・7といわれ、別の眼科では0・5、また別の眼科では0・2、当センターでは0・1といわれ、本当の視力はどれですかというものです。視力は測りかたでいくつにでもなります。本人が見えているという主観を客観の数字で表すのですから、熟練を必要とします。実は、視力測定のためには国際基準があるのです。**普通に開いた目で・3秒以内に・ハッキリと見える、というのがその「見える」基準**です。したがって、目を細めたり、3秒以上かかったり、ぼんやり見えるものをハッキリ答えたような場合は視力から除外します。視力表は横一列に五つ並んでいますが、その内四つ以上正解しなければ視力にはなりません。たとえば、0・5が二つ違うと0・4になりますし、0・5が一つ違うと0・5弱となります。これが正確な視力測定です。

眼科やメガネ屋、職場や学校では、まずこのような視力測定をしていません。だから別の視力が出てくるのです。視力測定は正しく行うと一人10分くらいかかります。

少し専門的なお話になってしまいますが、人の視力を測る立場にある方が読まれていることを祈って書かせていただきますと、私は屈折測定を重視しています。オートレフラクトメーターという便利な屈折計が出ています。これで出たデータは、日本でも世界でも共通です。これを見て逆に視力を推定するのです。

よく、「巷《ちまた》にある視力回復センターで一時視力が上がったのですが、また落ちてきました」という相談があります。屈折度数はどうでしたかと聞くと、変わりませんでしたとおっしゃいます。これは実は視力は上がっていないのです。測りかたがはじめと次の場合とで違っていただけのことです。とにかく**視力測定より屈折測定を重視してください**。学校や職場でも、オートレフラクトメーターを使用することをお勧めします。

6 私が、子どもが、遺伝性の近視。良くなる?

子どもさんの目が悪い場合に親御さんは、「私はもう歳ですから仕方がないのですが、せめて子どもの目だけは良くしてあげたいのです」とおっしゃいます。お気持ちはとてもよくわかります。しかし、カウンセリングをしていくと、最後に「私もカウンセリングしてください」となります。実は、子どもの視力でお悩みがあると同時に、自分の目にもかなり深刻な悩みを抱えていらっしゃる方が非常に多いのです。

親御さんの方が緊急課題です。その次が子どもさんになります。なぜなら、大人の方々から、近視の合併症として緑内障の相談が非常に増えているからです。

また、当センターで直近100人のお子さんのデータを取ってみたら次のような結果が出ました。子どもさんの視力低下で、両親共に目が悪いケースが66%、両親のうちどちらかが悪いケースが34%、両親共に目が良いケースは0%でした。今は近視の中でも遺伝性の近視が大きな割合を占め、家族全員目が悪いということがよくあります。

「遺伝性の近視は良くなるのでしょうか」という質問があります。遺伝性の近視は、絶対に食い止めなければいけません。なぜなら遺伝因子の継承がある場合には、強度近視化の傾向をたどるからです。大体10歳で親が20～30年かけてなった近視を越えてきています。これも遺伝性の近視の注意すべき点ではないでしょうか。したがって、親子共同作戦で目を良くし、視力を回復するということがとても大切です。お子さんは、親御さんがトレーニングをしているのを見て頑張ります。私どものセンターに来所される親御さんにも、**親子そろってトレーニングし、親子そろって視力回復された方がたくさんいらっしゃいます。**

7　老眼も回復できるのでしょうか?

田川さんは遠視の目が老眼になったケースで、医師に白内障の手術も勧められ、緑

— 感想文 —

老眼が改善し、白内障も手術せずに済んだ。緑内障もストップ！

田川真理子様（59歳）

視力

	before	after
右目	0.2	0.4
左目	0.2	0.5

老眼回復用メガネ視力

	before	after
右目	0.4	0.8
左目	0.4	0.9

「センターに入会して2ヵ月ほどで結果が出ました。本当に嬉しいです。

私は毎日の生活に支障をきたすくらい目の疲れがひどく、それを治したい一心で入会しました。**毎日トレーニングを続けていくうちに目の疲れもなくなり、老眼も回復しているので二重の喜びです。白内障も手術せずに済みました。緑内障もストップです。**

現在は、近く用と遠く用の二つのメガネを使用していますが、将来は裸眼で見えるように頑張りたいと思います」

内障も注意されていました。しかしチェックすると、どれもストップできる程度であることがわかり、ご自身の努力の甲斐《かい》あってかなりのハイペースで回復されました。

老眼はメガネをかけると近くはもちろん遠くも見えなくなる

老眼は、「離せ（話せ）ばわかる40代」というように、何も対策しないと近くがどんどん見えなくなります。そのとき、遠近両用のレンズなどをかけて近くも遠くもメガネで見るようになると、遠くの裸眼視力も落ちていきます。十数年すると1・5あった視力も0・1〜0・2くらいになっているケースを多数見ています。なるべく、裸眼で見ることを心がけることです。

最近では、老眼矯正手術（レーシック）が話題になったり、モノビジョン法といってコンタクトや手術で片目を遠く用に合わせ、もう片目は近く用に合わせるようなことも一部行われています。感心できません。一時しのぎです。

いい話を、そっとあなただけに教えます。**目の老化は脳の老化が原因です。**このセオリーで老眼を改善するためのトレーニングは、第6章をご参照ください。

8 遠視・乱視・斜視・弱視といわれたら?

— 感想文 —

遠視・不同視・乱視・弱視を
親子共同作戦で脱出。

高沢愛子様（7歳）

屈折度数（遠視度数）

	before	after
右目	+2.00 D	+1.75 D
左目	+4.00 D	+4.00 D

屈折度数（乱視度数）

	before	after
右目	−1.00 D	−0.50 D
左目	−3.00 D	−1.75 D

視力

	before	after
右目	0.2	1.2
左目	0.2	0.4

「絶対に良くなるから！　良くなりたいから!!の一心で頑張りました。8月の夏休みから、わずか4ヵ月でこのような結果が出たことは、何よりの励みとなりました」（お母様より）

愛子さんの成功の秘訣は、お母さんの協力です。お母さんも同時に0・2の視力を0・8まで回復されたのです。子どもの目は、親が治すのが基本です。

子どもの頃の遠視・乱視・斜視・弱視が近視に移行すると相当つらい

最近急増しているのが、子どもの頃の遠視などが大人になって近視に移行するケースです。情報社会になり遠視系の目でもパソコンを使わざるを得ないためです。

これは、見つけ出すのが一苦労です。通常、「軽い〜中程度の近視だね」といわれますが、メガネやコンタクトをしても視力が出ず、そのときに「ひょっとして子どもの頃遠視でしたか」と聞くと、「そうでした」となるわけです。

また、眼科で片目が近視で片目が遠視だといわれる方も、もとは遠視の人が片目で物を見る癖がつき、片方だけ近視になったという場合が多いです。これを元に戻すには、なるべく近くを見る時間を減らすことが必要です。大人になってから完全に戻すことはほとんど不可能ですので、子どものうちに治すのが最善です。しかし大人になってからでも、日常生活をそこそこ楽に過ごせるようにはできます。**子どもでも大人でも、遠視・乱視・斜視・弱視は、人生問題に直結します**ので、この認識を持って取り組まれる必要があります。

子どもの遠視・乱視・斜視・弱視は絶対治せ！

これは、**7歳頃までが勝負**です。それ以降に発見してトレーニングをしても、**遠視・乱視・斜視・弱視そのものは改善できますが、脳の働きの中の融像力《ゆうぞうりょく》（両目から入った情報を脳で一つにまとめる力）が発達しない**のです。融像力が働かないと記憶が難しく、近くを見るのが嫌なので集中力も身に付きません。落ち着きがないといわれる子ども、また、ＬＤ（学習障害）・ＡＤＨＤ（注意欠陥・多動性障害）の子どもにこのタイプの目が多いです。

今の医療体制では、メガネやアイパッチを出すだけで機能回復のリハビリをしません。斜視の場合には、手術をしても多くが元に戻ってしまいます。

弱視の8割以上は改善する

弱視と聞くと、まるで死刑宣告でも受けたように思われる親御さんがいらっしゃいますが、失望してはいけません。眼科で弱視といわれたケースの8割以上は「弱視もどき」といって、当センターでは改善し、いい視力が出てきます。あきらめないことです。

遠視・乱視・斜視・弱視も、きちんと対処すれば、必ず良くなります。速やかに視力回復される方もいらっしゃいます。子どもの場合には、見つけたらすぐ対策することが大切です。ビジョン・セラピーのトレーニングは、根っこの部分ではすべて同じといえます。この本に書いてあるトレーニングをまんべんなく、こつこつと続けてください。特に、81〜84、179〜185ページのトレーニングが効果的です。

9 近視が強くなると、よく聞く網膜剥離などが心配？

目だって運動不足！

近視が強くなると、眼球がラグビーボールのように伸びていきます。1、2ミリ伸びただけで網膜がはがれてしまうのですから、大変です。通常24ミリの長さが、3D（ディオプター）悪化すると1ミリ、マイナス6Dの強度近視になると、およそ2ミリ伸びます（屈折度数を表すディオプターと視力の関係についてはコラム①参照）。伸びる原因は、目の運動不足にあります。**近くばかり見て生活する現代人は、ピントを合わせる筋肉ばかりを使って、目そのものを動かす筋肉が極度の運動不足**なのです。この筋肉のバランスが悪くなると、眼軸を正常な位置に保てなくなり、眼球が伸びてしまうのです。全人口の2～3％、約256万人以上の人が網膜剥離という現実。聞くだけで恐ろしいですが、感想文にあるように、日々の努力で撃退することができます。詳しくは、第7章をご覧ください。

— 感想文 —

網膜剥離をストップ、1週間で
屈折度数・メガネ視力大幅改善。

石川誠二様（48歳）

屈折度数（近視度数）

	before	after
右目	−7.50D	−7.25D
左目	−9.75D	−9.00D

屈折度数（乱視度数）

	before	after
右目	−2.00D	−1.25D
左目	−2.00D	−1.50D

近く用メガネ

	before	after
右目	0.3	1.2
左目	0.4	1.0

「平成20年8月に眼科医から、網膜が剥離する準備をしている、といわれ、すぐにレーザーの手術を受けました。しかし、最強度の近視であることが剥離する大きな原因であると知り、視力を回復しなければ大変なことになると思い、11月に初めてビジョン・フィットネスセンターを訪れました。そこで次のことを教えていただき、毎日実践しました。

ワイルドブルーベリー100とビタミンCを飲む・トレーニングを毎日行う・蒸しタオルで目を温める・肝機能改善のためにアルコールを控える。

1週間後に視力測定を行ったところ、近視と乱視の屈折度数及び視力が左右共に改善していました。特に、**“近く用メガネ” の視力（0.3、0.4）が左右共に（1.2、1.0）となっていた**ことにはびっくりしました。

視力が低下しはじめてから何も手を打たずに30年以上たっているので、改善するにしても時間がかかるのではないかと思っていましたが、1週間で視力が回復の兆しを見せ、本当にびっくりすると共に嬉しさがこみ上げてきました」

10 近視矯正手術の実態って?

— 感想文 —

近視手術後の視力再低下を回復。

浅田英俊様（39歳）

屈折度数（遠視度数）

	before	after
右目	+3.00D	+2.00D
左目	+3.00D	+1.50D

屈折度数（乱視度数）

	before	after
右目	−1.75D	−1.50D
左目	−1.75D	−1.25D

視力

	before	after
右目	0.6	1.2
左目	0.4	1.0

「強度近視を近視矯正（RK）手術し、しばらくは不自由を感じませんでしたが、2年ほど前から、特に小さい字が見づらく、目の疲れを感じるようになり、またメガネをかけないといけないだろうと危惧しはじめました。

ビジョン・フィットネスセンターのカウンセリングを受けてみたところ、かなり強い遠視・乱視が出てきたことがわかりました。早速ビジョン・セラピーをはじめると、**開始して5カ月ですが、遠視・乱視共にかなり改善され、視力表がだんだんくっきり見えてくるように**なってきました。目の疲れも普段ほとんど感じません」

浅田さんは強度近視で近視手術をされ、一時は視力が回復されましたが、再低下し、近視手術の弊害で遠視・乱視になられていました。今は右目0・6↓1・2まで、左目0・4↓1・0まで回復しています。

近視手術をされた方は、この例を参考に、**少し視力が低下してきた頃ビジョン・セラピーを実施すれば、元に戻すことができます。**是非、取り組んでいただきたいと思います。

近視矯正手術の落とし穴

近視矯正手術をして、一度視力を上げても、視力は必ず再低下します。これが最大の欠点です。正常な角膜をそぎ落として、光を目の奥まで入れるのですが、目は機械の部品ではありません。**近視矯正手術をしても、ただ見えるだけで、近視の病的状態は何も変わっていません。**近視の原因である血流・栄養障害、また、脳の機能低下などは一切治っていないのです。平成21年2月のテレビ・新聞報道で、「近視手術（レーシック）で67人が感染性角膜炎などを発症。うち2人が入院」と発表されました。危惧していたことです。

しかし、本当の弊害は将来起こりうる角膜の混濁・白濁ではないでしょうか。角膜が濁ってしまえば、そのまま失明してしまいます。うまい話に乗らないことです。

近視矯正手術を既に受けた方は、**手術後に視力が再低下しはじめたら、すぐこの本のトレーニングを行うか、あるいはセンターにご相談ください。早く対策すれば元の視力まで戻すことが可能です。**

11 眼科で原因不明といわれた視力低下ってなに？

基本的に、原因不明の視力低下などありません。見つけられないだけです。

いくつもの眼科で原因不明といわれた視力低下の相談がたくさんあります。大学病院でCTやMRI、脳波を撮っても一切異常がないというケースです。ところが、チェックさせていただくと、ほとんど原因が特定できるのです。眼科では、目という器官の性質のみを診ます。**ビジョン・セラピーでは、器質面はもちろん、目の使い方や生活習慣など機能面も診ていきます。**だから、原因がはっきり特定できるのです。

ケースの多い順にいいますと、

①不同視のケース

不同視とは、左右の目の視力差があることをいいます。

不同視の場合、頭痛、肩こり、目の疲労が激しくなりますし、吐き気をもよおすこともあります。また、乗り物酔いをする特徴があります。この場合、頭痛薬や酔い止めを飲んでも効果はありません。距離感がつかみにくいというケースもあります。記憶が苦手で忘れやすいという苦痛を訴える方も多いです。これは、50ページに書いた融像力が弱いためです。

②事故で頭部を打つなど、打撲したような場合

事故によるショックと頭部打撲によって物が見えなくなることがあります。精密検査で異常がないケースがほとんどのやっかいものですが、ビジョン・セラピーの機能回復トレーニングで視力が戻るケースもたくさんあります。

事故の場合、一過性で血管や筋肉が収縮し、その先の血流が途絶えて、目に栄養・酸素が回っていないのです。視力を取り戻すには、事故でこり固まってしまった筋組織、及び神経組織の再生をはかっていきます。

③首、肩のこりが極端にひどい場合

日本で一番有名な眼科で原因不明の視力低下と診断され、来所された方がいます。視機能全部をチェックしたところ、視機能も悪く、首、肩のこりがとてもひどい状態でした。トレーニングに励まれ、5ヵ月で右目0・2→1・2、左目0・3→2・0という視力に回復されました。

この場合は心因性というよりも極端にひどい首、肩のこり、はりが血流を阻害したのだと考えられます。首、肩には心臓から脳にいく太い血管が通っており、この血流をストップさせると、目の機能もストップするのです。メガネやコンタクトをしても視力が出にくく、弱視として片付けられる場合が多いです。首、肩のこりを解消すると、視力が回復してきます。

④遠視が近視になった場合

近視だと思っていた目が、実は、遠視だったということがたまにあります。情報社会では増えてくるのではないでしょうか。この場合、目も体も疲れやすく、病院に行っても、「片目は近視で片目は遠視の不思議な目をしているね」なんてことで終わってしまいます。本来遠視ですから、不同視及び目の位置のずれ、ピントを合わせる調節力を元に戻すというリハビリをしないと、いくらメガネやコンタクトをしても視力は出てきません。原因不明で視力が出ないといわれます。

⑤その他のケース——円錐角膜

円錐角膜は、およそ千人に1人の割合で見られます。円錐角膜の場合、強い斜めの乱視が角膜にあり、何かのストレスが加わった場合に発生します。これも、原因が明確ですから、対策はあります。

今の医学では円錐角膜は、原因不明で治療法なしとなっています。ただ、私が研究を重ねた結果、共通点は角膜の斜乱視が強く現れ、何かストレスがかかると起こるということです。

——このように、原因不明の視力低下はありません。今の医学では、わからないだけです。

第2章

メガネ、コンタクトを使って視力回復

1 メガネ、コンタクトが嫌い……

頭痛がする、とにかく邪魔、面倒くさい……。私自身、メガネ、コンタクトが大嫌いです。目が悪くなれば、自分で治してしまいます。

普通のメガネ、コンタクトは目に合わせて物が見えるように作ります。しかし、**物は脳が見ているのですから、脳に合わせて作る方法を考えなければいけません。**一般の眼科やメガネ屋でメガネを作ると、度が強すぎて頭痛がしたり、くらくらしたりします。そしてその状態に慣れていくにつれ、加速度的に視力が落ちていくのです。

目が悪くなったとき、いきなり見えすぎるメガネを作ると、脳はびっくりします。そして、メガネやコンタクトをはずすと急に見えなくなります。この心理的ギャップが、脳の混乱をもたらし、脳・心の働きをストップさせてしまうのです。

頭痛がしたりくらくらするのは、度が強すぎるからです。メガネ、コンタクトの作り方や使い方を変えれば、これらの症状はなくなります。

2 メガネによる視力低下をストップ

今すぐ、メガネによる視力低下をストップできます。**遠く用（屋外）と近く用（室内・パソコン）の二つを持つこと**です。個人差があるのでアバウトですが、通常遠く用は０・７くらい、近く用は０・３くらいに度数を合わせます。これで目の負担が半減しますので、メガネによる視力低下をストップし、目の疲れ、頭痛、肩こりをかなり軽減できます。

昔から、「腹八分に医者いらず」ということわざがあります。何事もほどほどにしておくと、お医者さんのご厄介にならずに済むのです。

もちろん、目の酷使が原因で視力が低下しますので、物を見るのをほどほどにすることですが、メガネを作る場合にもこの法則が役に立ちます。八分目にセットすれば、目と脳の調子が良くなると０・７のメガネで０・９や１・０見えてきます。メガネの視力が上がり、**メガネは視力を低下させるだけの道具ではない**ことが学べます。

3 視力を回復するメガネやコンタクトがある!

「先生、視力を回復するメガネやコンタクトはないのですか」という相談がありま す。そこで、私なりに考えた方法があります。視力を回復するメガネ「適正化メガネ」及び、コンタクトで視力を回復する「コンタクトセラピー」です(眼科医の指導の元で行います)。脳に合わせてメガネやコンタクトを作るところに、普通のメガネやコンタクトとの大きな違いがあります。

脳には、学習機能と適応能力があります。学習機能は、物を覚える力です。適応能力は、物に慣れて順応する能力です。この二つの働きを上手に利用して、視力を回復させるのです。

脳に合わせてメガネやコンタクトを作ると、次第に、物をはっきり見る力が高まります。その働きが高まったところで、**物をはっきり見ることを目から脳にどんどん記憶させます。これが、脳の学習機能です。**そうすると、今度は記憶の方から、目にはっきり見える情報をフィードバックしてくれるようになります。

次に、脳の適応能力で、脳と目がはっきり見えることに慣れてきます。今までは、ぼんやり見えることに慣れてしまっていましたが、はっきり見えることに慣れていくとはっきり見えることが当たり前になるのです。

メガネ、コンタクト　設定のポイント

脳の働きや力には個人差がありますので、視力を回復させるメガネやコンタクトの設定は一律に述べることはできませんが、いくつかのポイントがあります。

①遠く用と近く用を分ける
②遠く用を０・７、近く用を０・３くらいに設定する
③両目・両脳のバランスを考えて作る＝悪い方の目の度数を少し高くする

4 ソフトコンタクトは目に悪い?

世の中、便利な物ほど怖いのです。パソコンは便利ですが、皆、目が悪くなっています。車は便利ですが、事故を起こすと死につながります。ソフトコンタクトも同じです。角膜内皮障害を起こし内皮細胞が減少します。

最近は、若いうちからソフトコンタクトを使用しています。**大体、ソフトコンタクトを10年くらい使用しますと、角膜内皮障害になりやすくなります。**

ソフトコンタクトは、涙を吸い込むことで柔らかさを保ちます。そのため、**自前の涙の酸素を奪ってしまい、目に酸素がいきにくくなる**のです。

すると、角膜を形成する内皮細胞が徐々に減少していきます。この数が一定数をきってしまうと、将来、**年をとり白内障を手術するときに手術を断られる危険性**もあります。ひどければ、角膜が濁り、ものが見えなくなります。自分の目を守るためには、ソフトコンタクトはなるべく使わない方が利口です。

最近、コンタクト使用者の9割がソフトコンタクトです。1日使い捨てタイプですが、毎日取り換えなければいけないほど、汚れるものではありません。涙は、天然のバリアーですから、多少の細菌、バクテリアなどは殺してくれます。自分の身体の力を信じましょう。何より、ソフトコンタクトは年間5万～6万円とコストがかかります。ハードならば年間2万～3万円です。ドライアイについては第4章をご覧ください。

5　老眼鏡をやめて老眼の進行を止める！

第1章でも述べましたが、老眼鏡も近視のメガネと同じように、常に使っているとどんどん度数が進み、物が見えなくなっていきます。便利だからといって遠近両用メガネ（累進焦点《るいしんしょうてん》のメガネなど）をかけていると、近くはもちろんですが遠くも見えなくなっていきます。

老眼の相談者の多くから、**「近くはもちろん、遠くもどんどん見えなくなるのですが」**という相談を受けます。これは、そのようなメガネをかけたことによる弊害です。とにかく、**メガネに頼ると自分の目と脳で物を見ようとする意欲が落ちます**ので老眼がどんどん進行していくのです。モノビジョン法といって、片目は近くを見るようにし、もう一方の目は遠くを見るように処方する方法もありますが、私は賛成しません。両目・両脳でバランス良く物を見る働きが失われます。

「そんなことといわれてもメガネなしじゃもう何もできないよ」という方も、あきらめないでください。いきなりすっぱりメガネをやめろといっているわけではないのです。少しの工夫や努力を続けることで、必ず改善できるということです。

老眼鏡を外そう――「意外と見える！」ことに気づきましょう

太陽光の下で、メガネを使って、あるいは裸眼で老眼を治していきましょう。**光は目の栄養です。**太陽光の元で、しっかり目に光を取り入れながらトレーニングしてください。本当に、よく見えてきます。

すでに老眼鏡を使っていらっしゃる方は、メガネを鼻にかけてみてください（いわゆる鼻メガネです）。見えやすくなるはずです。（70ページ参照）

そして息を吸い、息を吐きながらゆっくりと見ている物を目に近付けていきます。少しずつ見えやすくなります。これを繰り返してください。その内に一番目に近付けた状態でも物がはっきり見えるようになります。

新聞でも本でも何でもかまいません。やってみてください。

これから老眼鏡をかけようと思っている方は、裸眼で、新聞や本を目から60〜70センチ離したところから、同じことをやってみます。徐々に見えるようになってきます。息を吐くときには筋肉はゆるみます。したがって、萎縮《いしゅく》した筋肉が少しやわらかくなり、ピントを合わせやすくなるのです。**このトレーニングを繰り返し、徐々に軽い度数のメガネにかけかえてください。**

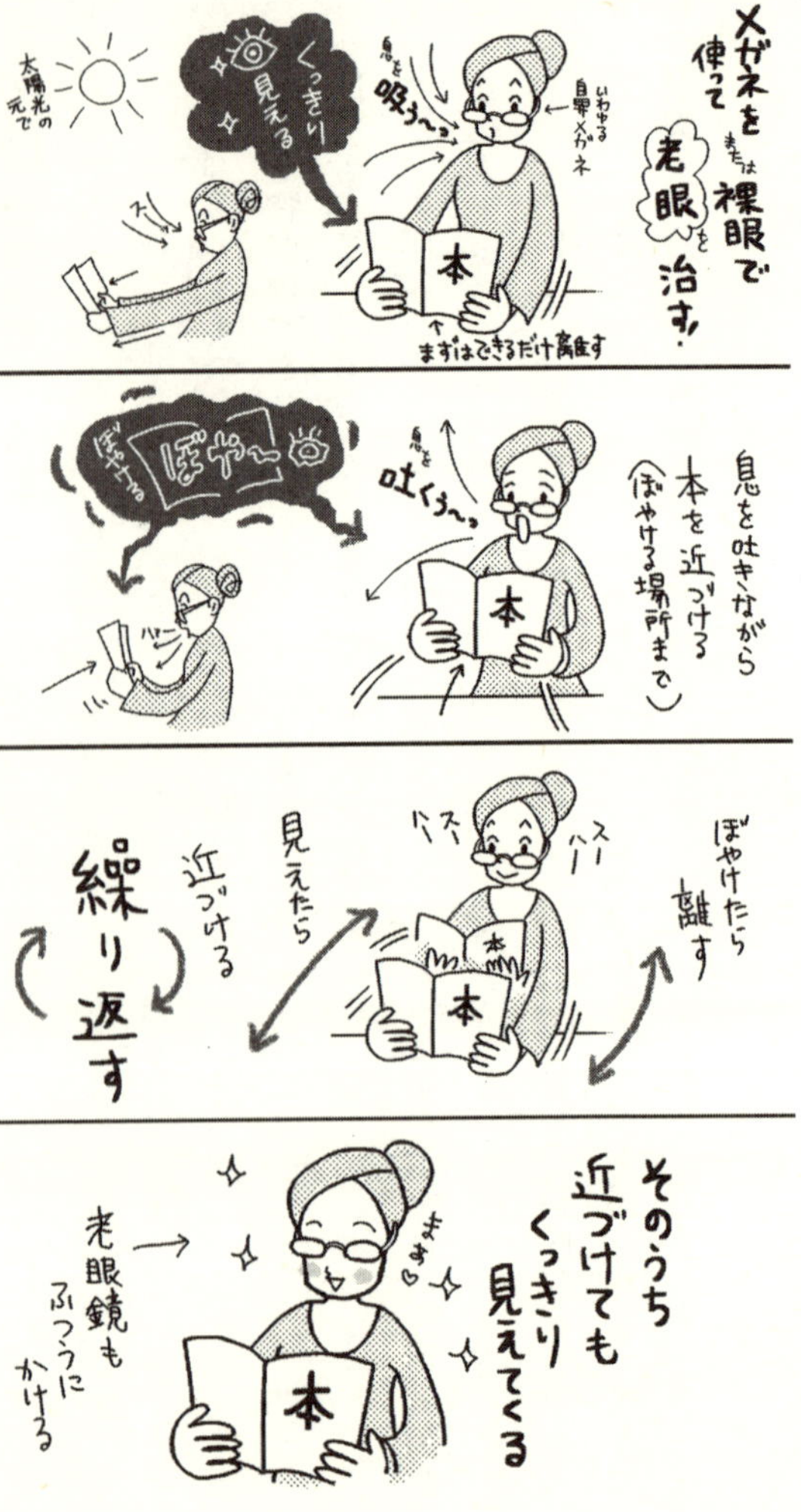

メガネを使って または 裸眼で 老眼を治す!
息を吸う〜っ
くっきり見える
太陽光の元で
スー
まずはできるだけ離す
息を吐きながら本を近づける
(ぼやける場所まで)
息を吐くう〜っ
ぼやける
ぼや〜
ハァー
本
ぼやけたら離す
スー ハー
見えたら近づける
繰り返す
そのうち近づけてもくっきり見えてくる
老眼鏡もふつうにかける
まぁ♡
本

コラム②

目だけじゃない！　美と健康の万能選手、ブルーベリーのアントシアニン

1．ブルーベリーの底力

13年前、北欧産野生種ブルーベリーに含まれるアントシアニンが、ヨーロッパで目の医薬品として利用されていることを拙著『目がよみがえる「驚異」のブルーベリー』（日東書院）で紹介しました。

この本を執筆するさい、ブルーベリーが大好きな百戦錬磨の飛行機乗りで、ブルーベリー研究のきっかけになった第二次世界大戦時の英国空軍パイロットにお会いしてインタビューをしました。「キャッツアイ（猫の目）・カニンガム」と呼ばれ、夜間戦で100戦100勝だったそうです。80歳を越えていらっしゃいましたが視力は極めて良く、軽い白内障があるだけでした。驚いたのは、肌つやがとても良かったことです。これもまたブルーベリー効果でしょうか。

2. みんなに優しいブルーベリー

目に効くのはもちろん、**中高年・老年期の人・女性にも優しい**北欧産野生種ブルーベリーのアントシアニン。その効果効能は、①目への効果 ②老化防止・若返り効果 ③女性への効果 などがあります。しかも、副作用は一切ありません。

①目への効果

目の疲れを取り除き、視力回復や夜間視力回復にも役に立つ。緑内障、白内障や糖尿病性網膜症の改善効果もある。

②血管強化、循環促進で老化防止・若返り効果

近視の進行により、目の血管がもろくなったり消失したりします。その血管を保護したり強くしたり、血液をサラサラにして血流をスムーズにしてくれます。したがって、**冷え性や肩こりにも効果をあげます。**もちろん、脳の血管にも非常に有効です。

摂取の目安

通常／日	大人…210mg　子ども…140mg
緑内障・白内障・網膜剥離などでお悩みの方	通常の倍量
タイミング	飲んで1、2時間で効果がピークを迎え、24時間かけて徐々に効果が落ちていく ▼ 朝昼晩と分けて飲むことによって効率良くブルーベリーのアントシアニンの効果を体験できる！

※なお、カニンガムさんの例はあるものの、通常ブルーベリーを果物として生で摂っても目への即効性はほとんどありませんので、ご注意ください。

体のサビをとる抗酸化作用は野菜、果物の中ではナンバーワンです。酸化によるストレスは老化に見られる知的・行動的能力の低下の原因になります。アメリカの、ヒトの老化に関する栄養研究所が、北欧産ブルーベリーのアントシアニンに老化を抑制する効果があることを明らかにしました。若さが保てます。抗炎症、抗潰瘍《かいよう》機能は炎症を止め、風邪や、胃潰瘍などの潰瘍を治してくれる効果です。

③女性への効果

コラーゲンの生産能力を高める働きや、月経困難症・尿路感染症の軽減などが女性への効果です。コラーゲンは体のタンパク質の30%を占める大切なもので、目はもちろん関節や肌にも重要な成分です。このコラーゲンを作る力を強力にしてくれる珍しい物質が、北欧産野生種ブルーベリーのアントシアニンなのです。不快な症状も一緒に消してくれます。**肌荒れやドライアイにも効果があります。**

しかし、アントシアニンを飲んでいるが、あまり効いた気がしないという声をよく聞きます。先にも書いたように、北欧産野生種ブルーベリーのアントシアニンはヨーロッパでは医薬品です。日本ではアントシアニンは健康食品ですから、質の低いものを飲んでいらっしゃるのです。値段で割り切ることはできませんが、なるべく質の高い、値段が一定以上のものをお飲みください。必ず効果は出てきます。私は、毎日アントシアニンを420ミリグラム飲んでいます。

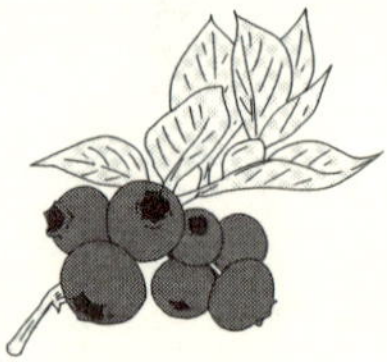

第3章

たった3分パソコン対策！
情報社会に負けない強い目をつくる

1 あきらめないで！　怖さを知ってしっかり対策

昔は、20歳を過ぎると近視の進行は止まるとされていました。ところが最近では、パソコンを使う人に関してはいくつになっても近視がどんどん進みます。人類五百万年の歴史の中の、ほんの20〜30年の急速な情報化に、目が適応できず苦悩しているのです。

しかも、相談者の86％が0・1以下という強い近視になっています。20代、30代から緑内障、白内障、網膜剥離といった近視の合併症の相談が増えています。

また、40代になるとほとんどの近視の方は、緑内障傾向または緑内障を併発して来所されています。これほど日本人の視力が急速に悪くなったのは、パソコンが原因と断定できます。

対策なしでパソコンに向かうことは、とても危険であることを知ってください。

パソコンの「光害《こうがい》」で「逆時差ぼけ現象」に

パソコンによる視力低下の理由は「光害」です。光の害です。

テレビが販売され、パソコンが普及して日本の光の質はそれ以前とはまるっきり変わりました。書面を見る「間接光」の仕事から、発光体である画面を見る「直接光」へ変化したのです。この**直接光は間接光に比べ2、3倍目を疲れさせます。**

また、パソコンによる光害は「逆時差ぼけ現象」ともいえます。光が脳に影響するのです。時差ぼけは、海外旅行をしたとき、長時間の飛行機や時差によって体内時計が狂ったものです。ですから、体内時計をリセットする働きがある太陽光を浴びることで容易に解消します。反対に、パソコンの場合は、パソコンから出る人工的な直接光を多量に浴びることによって脳内視力（集中力・記憶力・想像力等）や自律神経、ホルモン分泌などが狂います。食欲不振、不眠、うつ症状の原因となります。

2 パソコン使用後の頭痛・肩こり・目の疲労を解消！

パソコンとの上手な付き合いかた——〝パソコン視力〟をつくる！

パソコンを使用するときは、特別な目の使いかたが必要です。

パソコンを見るときの目の使いかたの特徴は、

①ピントを近くに合わせ続ける（近距離の焦点調節）

②目を寄せ続ける（両眼視維持力・輻輳《ふくそう》力《りよく》）

③画面とキーボード、及び書面との頻繁な視点移動と焦点調節（視点移動しながらの焦点調節）

④画面とキーボードと書面、それぞれの明るさに合わせる（光量の変化による瞳孔《どうこう》の変化に対応…自律神経の刺激）

また、パソコンを使うときに必要な力としては、

⑤一瞬で活字・図形を読み取る能力（瞬間視力）
⑥読んだ文章を一瞬で視覚化する能力（視覚化能力）
⑦目と脳を持続的に協力させ集中させる能力（持続集中力）
⑧①～⑦の目の使いかたを総合的に調和させる（脳と目と体の共同作業）

各々に、技術が必要です。**これらは最も目に負担がかかる条件といえますので、この条件に適応できる目の正しい使いかたができると、視力低下・頭痛・肩こり・目の疲労がなくなります。**①～⑧に慣れるための動きを鍛えて、パソコンに負けない目をつくりましょう。日常での目の体操としても効果があることうけあいです。

①の対策　□に字を書くトレーニング

米粒に字をすらすら書く人がいます。米粒をジッと見つめていると米粒が大きく見えてくるそうです。まず、1平方センチメートルの□に1文字大きく「あ」と書きます。それをジッと見ます。次第に大きく見えてきたら、次に、1平方センチメートルの□の中になるべくたくさんの「あ」を書きます。

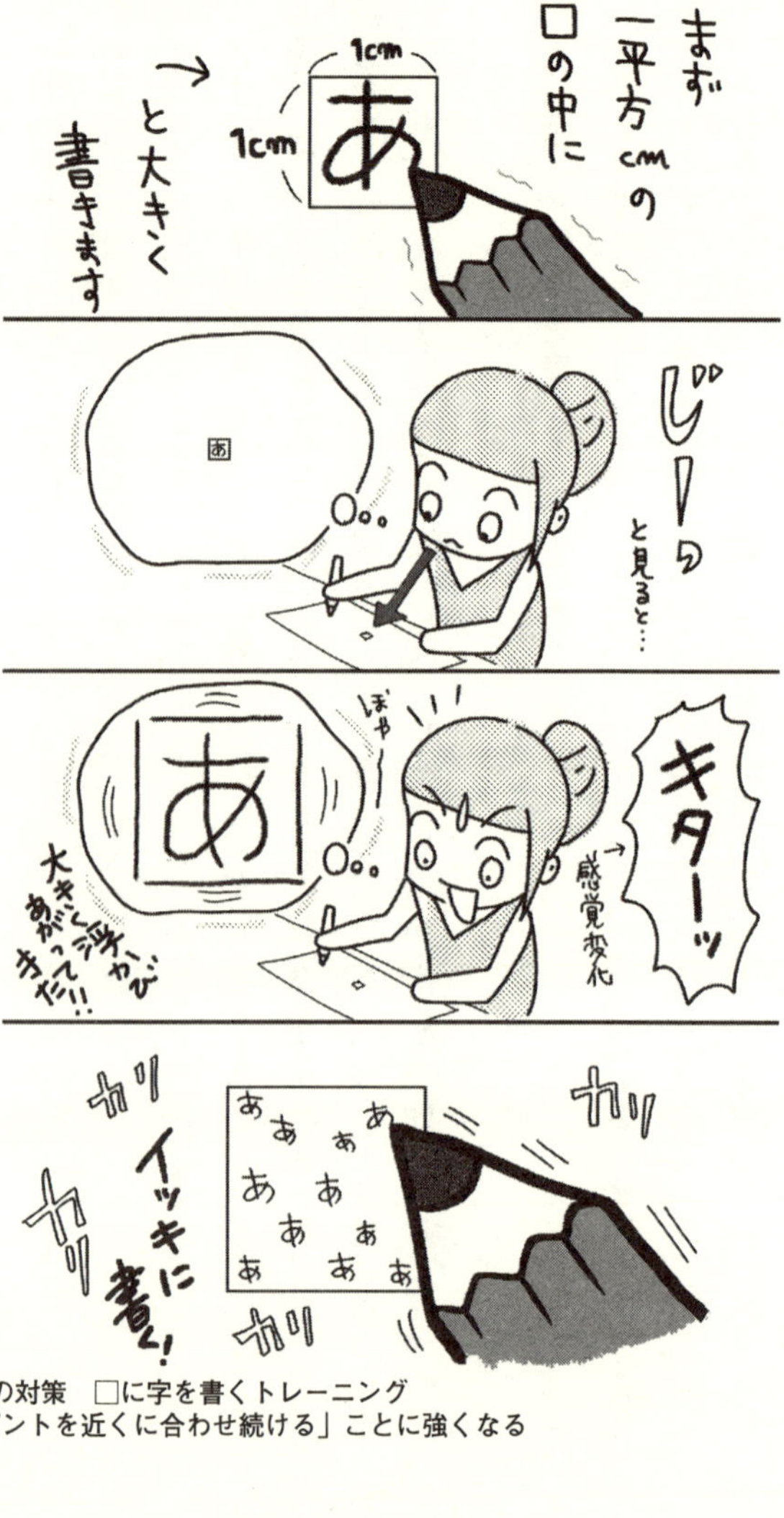
まず一平方cmの□の中に
1cm
1cm
あ
と大きく書きます
じーっと見ると…
キターッ
感覚変化
大きく浮かびあがってきた!!
カリ
カリ
カリ
カリ
イッキに書く!

①の対策　□に字を書くトレーニング
「ピントを近くに合わせ続ける」ことに強くなる

②の対策　3D画像維持法

巻頭に載せてある3D画像を交差法（寄り目）でやってください。絵の上にある黒い丸が、3つに見える状態で絵を見ます。画像が浮かび上がったら、その状態を2、3分維持します。なるべく、10～20センチの至近距離で行ってください。

③の対策　三角形視点移動・焦点調節法

82ページにある、三角形の状態に置かれた大きさの違う文字を、右回りと左回りにピントを合わせながら視点移動をしてください（1、2分）。

④の対策　浮き上がり（コントラスト）トレーニング

巻頭の色見本を見てください。白地に黒・黒地に赤・緑地に黒・黒地に緑・黒地に灰色・赤地に黒・黒地に青・黄地に黒の色見本があります。初めは、各々3秒ずつ見ていきコントラストを感じ取ります。次に、全部を10秒で見ます。最後に、全部を10秒で往復して見ます。

あ

い

う

③の対策　三角形視点移動・焦点調節法
「激しい視点移動と焦点調節」に強くなる

1)	不	い	△	×	8	T
2)	屋	カ	S	→	9	自
3)	は	又	Z	恩	6	耳
4)	朝	H	7	↓	5	ウ
5)	○	□	●	↑		
	→	△	◇	★		
6)	赤	黄	茶	青		
	白	緑	紫	金		

文字や記号を一行ずつ1秒見て紙に書き取ります。

⑤の対策　瞬間視力のトレーニング

上図の1～6に示す文字や記号を一行ずつ1秒見て紙に書き取ります。

⑥の対策　視覚化トレーニング

次の文章を一度読み、以下の質問に答えてください。

「ある朝目を覚ますと、なんと、もう11時38分でした。急いで支度をして学校に行きました。学校に着くと12時47分でした。その日は、身体・体力測定の日でした。体重は58キログラムで身長は169センチ、視力は右目1・2左目0・07の不同視でした。血圧は上が125で下は73でした。眼圧は右目が

13、左目は21で少し高めでした。50メートル走は6・5秒でジャンプ力は78センチでした」

質問：起きた時間は？　学校に着いた時間は？　身長と体重は？　視力は？　血圧の上と下は？　眼圧は？　50メートル走とジャンプ力は？

⑦の対策　持続集中力トレーニング

千円札（できれば新札）と十円玉を用意してください。千円札の真ん中を折り千円札が立つようにします。立てた千円札の真ん中に十円玉を載せます。千円札の両端を親指と人差し指で持ち、広げます。十円玉の重心はほぼ真ん中にありますので、千円札を広げても落ちません。

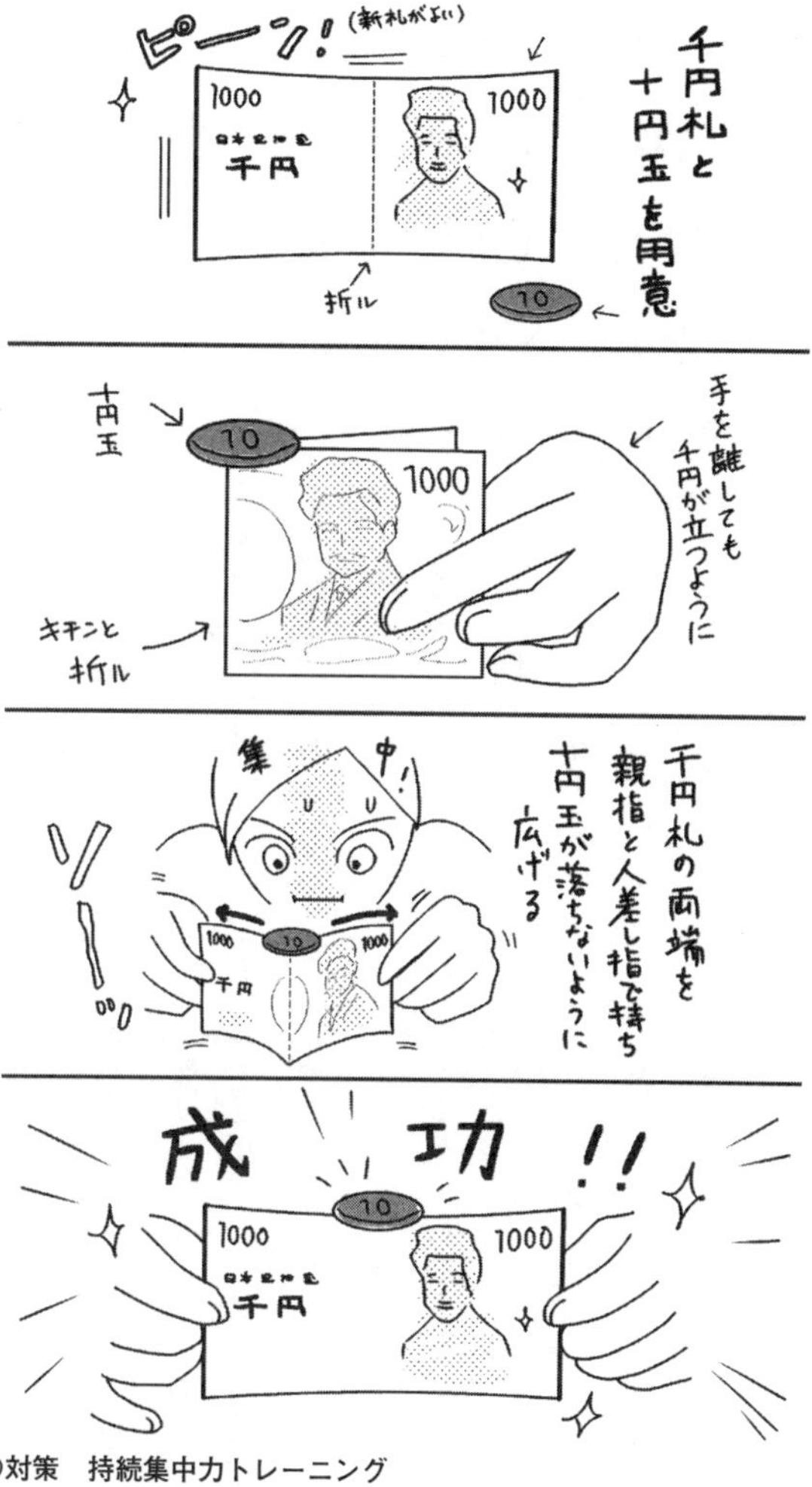

⑦の対策　持続集中力トレーニング

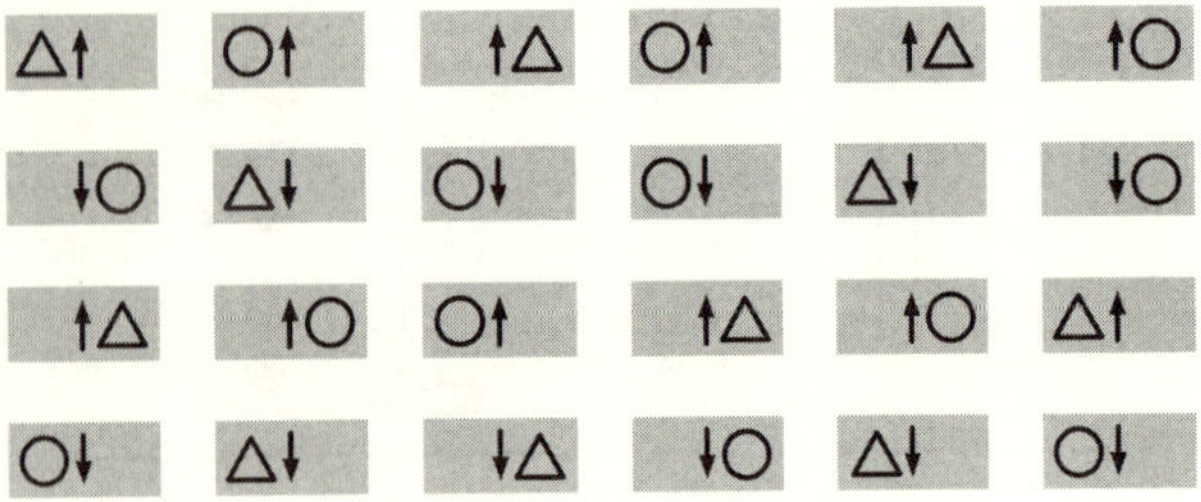

⑧の対策　脳と目と体の共同作業トレーニング

⑧の対策　脳と目と体の共同作業トレーニング

上の図を見て作業します。

図の左上から右方向へ見ていきます。矢印が上向きのときは△を左手とし○を右手とします。矢印が下向きのときには、△を右手とし○を左手とします。鉛筆などを用意し自分の正面に置き、それを真ん中のラインとします。

△や○が矢印のどちらにあるかを声に出していいながら、同時に、手を鉛筆の右か左に置きます。

――どうでしたか？　思わず目を大きく開いてしまいませんでしたか？　そして目だけでなく、脳も活性化されたことを実感していただけたでしょうか。（集中しているときもまばたきをお忘れなく！）

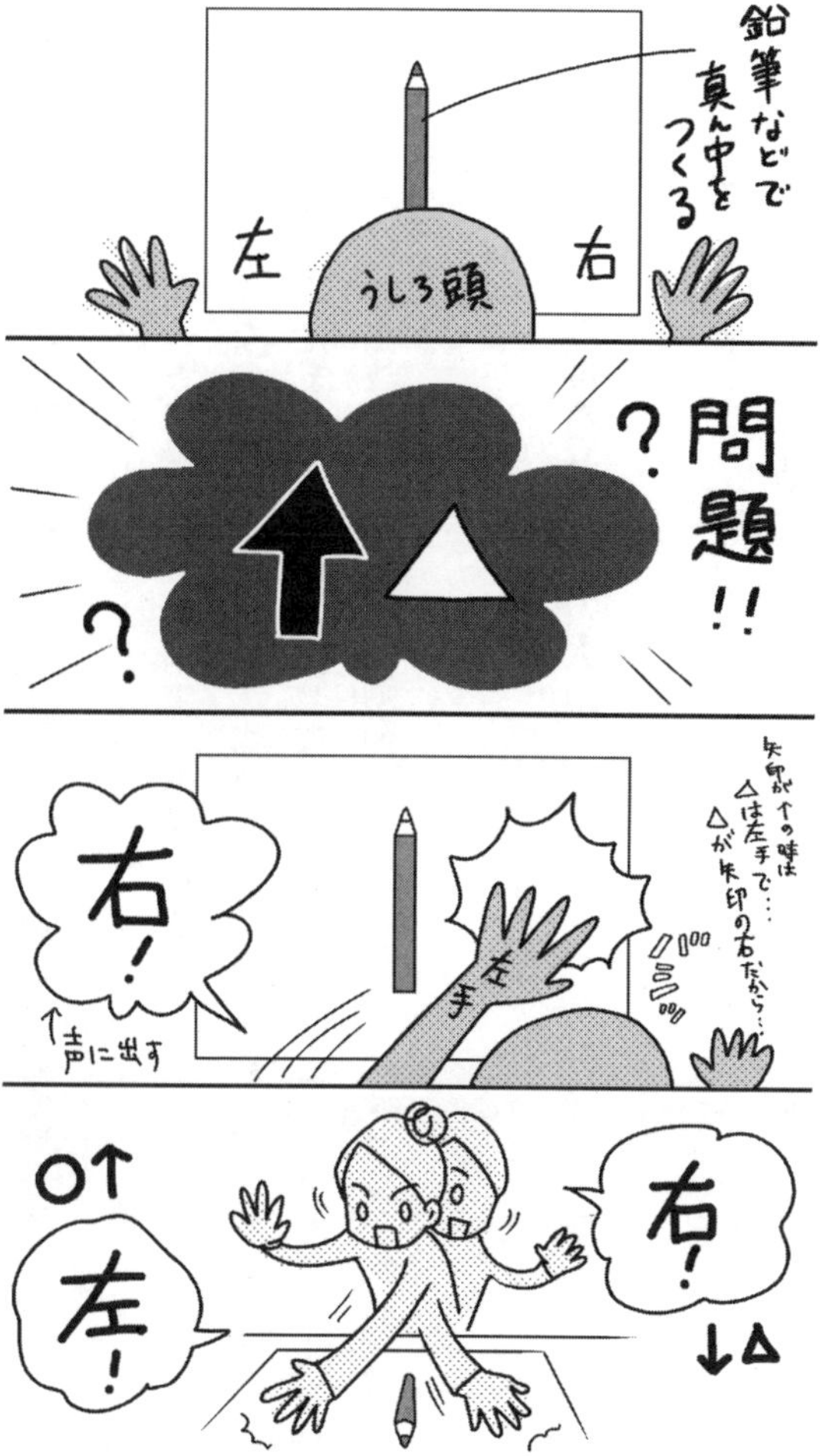
鉛筆などで真ん中をつくる
左
右
うしろ頭
問題!!
矢印が↑の時は
△は左手で…
△が矢印の右だから…
右!
↑声に出す
左手
○↑
左!
右!
↓△

⑧の対策　脳と目と体の共同作業トレーニング
パソコン使用時に必要な視力・能力を総合的に調和させる

3 たったこれだけでパソコンの電磁波から身を守れる

最近、20〜40代の方に緑内障、白内障、網膜剥離などが多いのを見るにつけ、もちろん近視の合併症なのですが、電磁波の影響も無視できないと思っています。電磁波は目に見えませんので、よほど意識し警戒しないとその弊害に悩まされることになります。電磁波を発生させる典型的なものとして、パソコン、携帯電話、があります。

パソコン、携帯電話は目の大敵

パソコンは必需品になってしまいました。使わないわけにはいきません。しかも、長時間使う人が増えてきました。以下は、パソコン対策の最低限のルールです。

・ノートパソコンではなく、デスクトップにしましょう

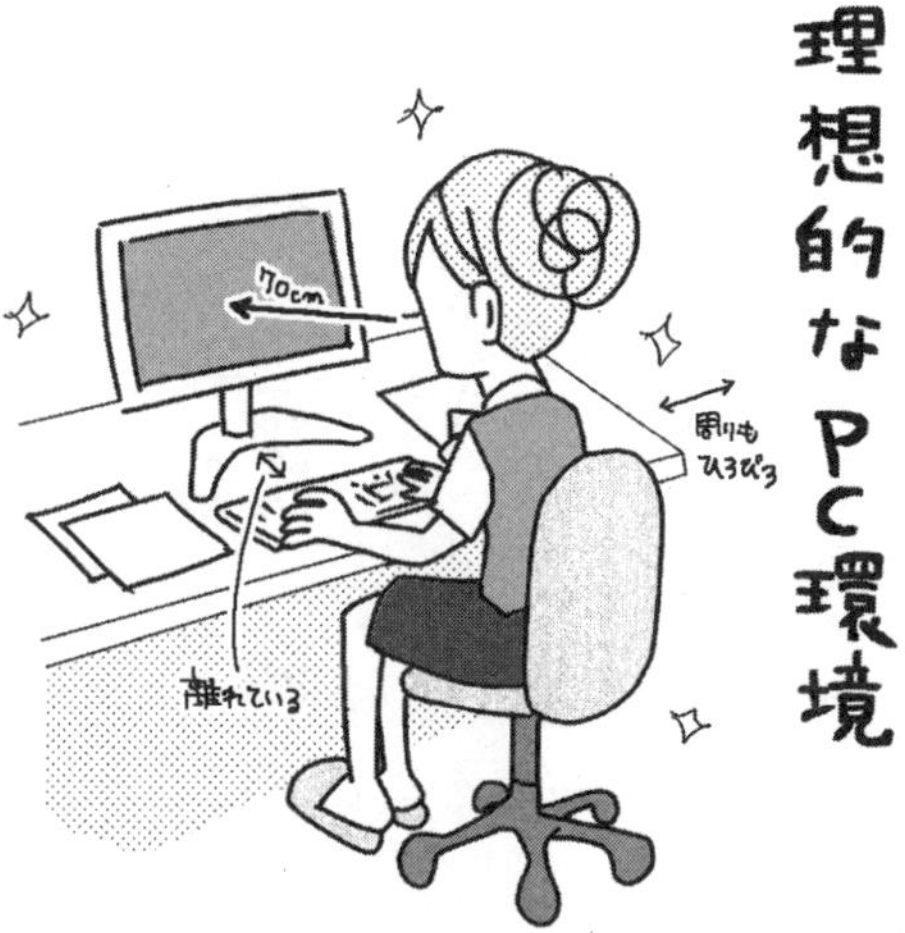
理想的なPC環境
70cm
周りもひろびろ
離れている

・70センチくらい離れて使用すれば、電磁波が届きません

・人のパソコンのすぐ前やすぐ横にいないように、空間を設定しましょう

次に、携帯ですが、目に及ぼす悪影響は重大です。昔であれば、少数のレーダー技術者に限られていたマイクロ波による白内障が、最近増えています。ひょっとすると、レーダーの周波数にとても近い約2ギガヘルツの周波数を持つ携帯電話が原因で増えているのかもしれないとすら思います。

とりわけ目が弊害を受けやすいのは、目の周りに多くツボがあるためです。ツ

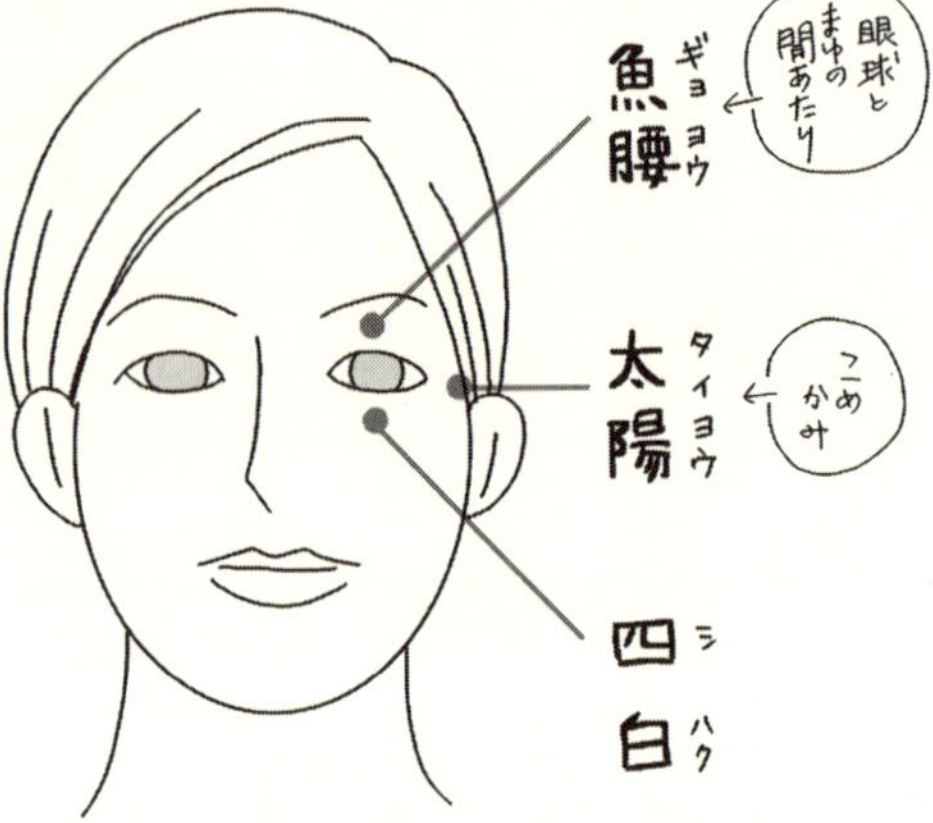

ボがある部分からは電磁波が吸収されやすいのです。ちなみにこのツボ、押すと気持ちがいいです。

　私としましては、パソコンからなるべく離れ、携帯電話もイヤホンマイクで話してくださいと頼みたいくらいです。ともかく、破壊的な熱作用がパソコンや携帯電話から嵐のごとく人間に降り注ぎ、その電磁波によって身体が変質していくことを忘れてはいけません。

　仕事などで過剰にパソコンを利用し、やる気が出ない、疲れやすいといった症状を訴えられる方も多くいらっしゃいます。

4 パソコン対策決定版

お待たせしました。これまでパソコンをはじめ、人工光や電磁波の怖さについてお話してきましたが、やはり、理論よりも実践です。以下にあげる項目を、少しずつでもいいですから、ぜひ実行してください。

パソコンストレス軽減対策

①プロジェクターを通してパソコン画面を見る

パソコンの人工光・直接光を見ることが目の疲れの大きな原因です。直接光を間接光に変えることで目の負担を2分の1～3分の1に減らせます。パソコンにプロジェクターを接続し、字を大きくしてスクリーンや壁に映して見てください。目と脳の負担が半減します。

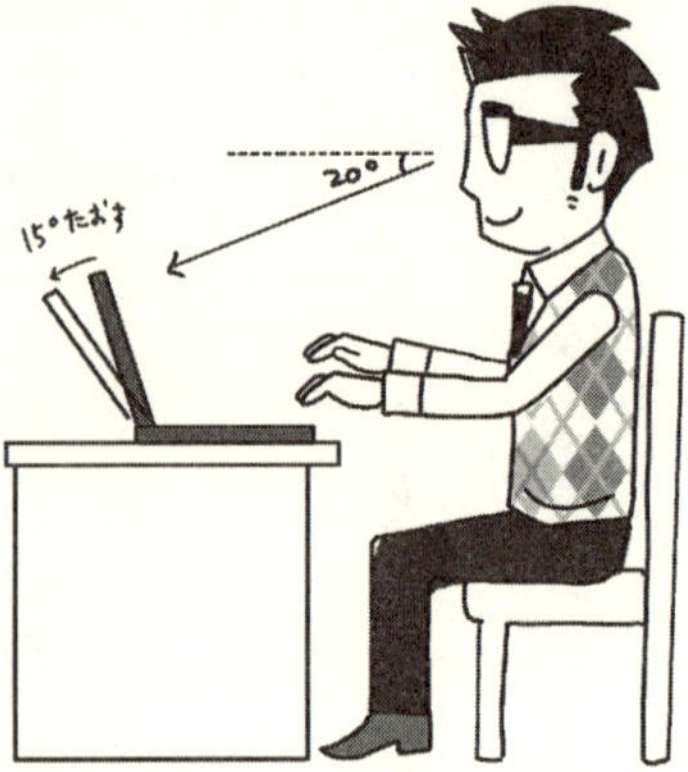

プロジェクターが使えない場合は…

②画面を15度うしろに傾ける（プロジェクターが使えない場合）

人は、ボーッとして目を休めている状態では、物を20度下向きに見ています。これが自然な角度です。画面を見るときに求められる目の水平移動は目の周りの筋肉の緊張を増やします。これが、目のストレスになります。適切な焦点を維持するためにも、画面を15度くらいうしろに傾けて設定することが望ましいです。

③室内照明はやや薄暗く

パソコン使用中、目を楽に使うためには室内の照明は薄暗い方が望ましいです。コントラストが少ない方が、目は楽なのです。目は明るさに合わせて自分を調節しなければいけません。そのときに瞳孔反応を伴うため、コントラストが激しいと目が疲れるのです。ですから、夜真っ暗な部屋でパソコンをするのも、コントラストが激しすぎるのでやめましょう。

④文字の色と画面の色を3対1に近づける

パソコンの画面は発光体ですから、紙面を見るのとは違った色の考え方が必要となります。画面の背景の色と文字の色の差が大きければ大きいほど、実は、人間の目にはストレスとして映るのです。文字の色と画面の色の比率を3対1にできるだけ近付けてください。たとえば、水色の画面に青〜紺色の文字というくらいの程度がちょうどいいのではないでしょうか。

⑤ときどき、画面の色を反転させる

普通のパソコン画面は明るい背景に暗い文字を表示します。目への刺激を考え、バランスをとるためには、たとえばワード（白地に黒い文字）の画面を読んでいるとき、目が疲れたらドラッグして黒字に白い文字で読むようにするといいでしょう。

⑥スクロールは適度なスピードで

スクロールは、目で追って理解できる程度の速さで行いましょう。

⑦スクリーンフィルターでちらつき・反射の弊害を取り除く

フィルターは画面を覆い、目に悪い反射・ちらつき・静電気を取り除いてくれます。

⑧キーボードは取り外し可能なものを

キーボードのレイアウト、キーのサイズ、キーボードの角度や高さ、キーを押すときの抵抗といった様々なストレス要因が目の疲れと関係します。ノートパソコンではどうしても自分と画面が近くなりますので、取り外し可能なものを選び、キーボードを自分の近くに、画面を遠くに置きましょう。

⑨作業距離は50〜70センチで

パソコン画面を見る場合の適切な距離はおおよそ50〜70センチです。電磁波の危険を回避する為には画面から約70センチ離れて使ってください。遠く感じるかもしれませんが、画面の文字サイズを大きくすれば見ることに支障はありません。

⑩家具と作業場のデザインは自由度が高いものを選ぶ

パソコンのワークステーションと、一緒に使う家具のタイプやデザインが、パソコン労働者の目や健康に影響を与えます。たとえば、座り心地のいい椅子を選ぶことも大切です。座り心地が悪ければ姿勢にも無理がかかり、首、肩、及び手首などに症状が現れます。このこりによる血流障害が、また目の疲れにつながっていくのです。

仕事をするときの環境対策

以下の8項目をすべて整えられたなら、目にとってこれほど理想的な仕事場はありません。もちろん、気持ちが落ち着いてストレスが少ないことも、大変重要なポイントとなります。心と身体は、リンクしているのです。

①ちらつき（グレア）…カーテンやパーテーションで対策
②室温……………室温25℃前後で一定に保つ
③空気……………適度な湿度を保ち、禁煙
④部屋の照明……照明は薄暗く

⑤壁の表面の色………壁紙は非光沢紙で
⑥目を休める空間……窓から外の見える環境が良い
⑦騒音………………できるだけ減らす工夫を
⑧パソコンの画面……フィルターで反射を取り除く

次は、ちょっとオマケの小ワザです。

デスクでできるストレッチ

★肩のストレッチ
片肩、両肩のアップダウンをそれぞれ10回ずつ行う。

★首のストレッチ
首の前後左右のストレッチを手の負荷をかけながら行う（10秒ずつ）。

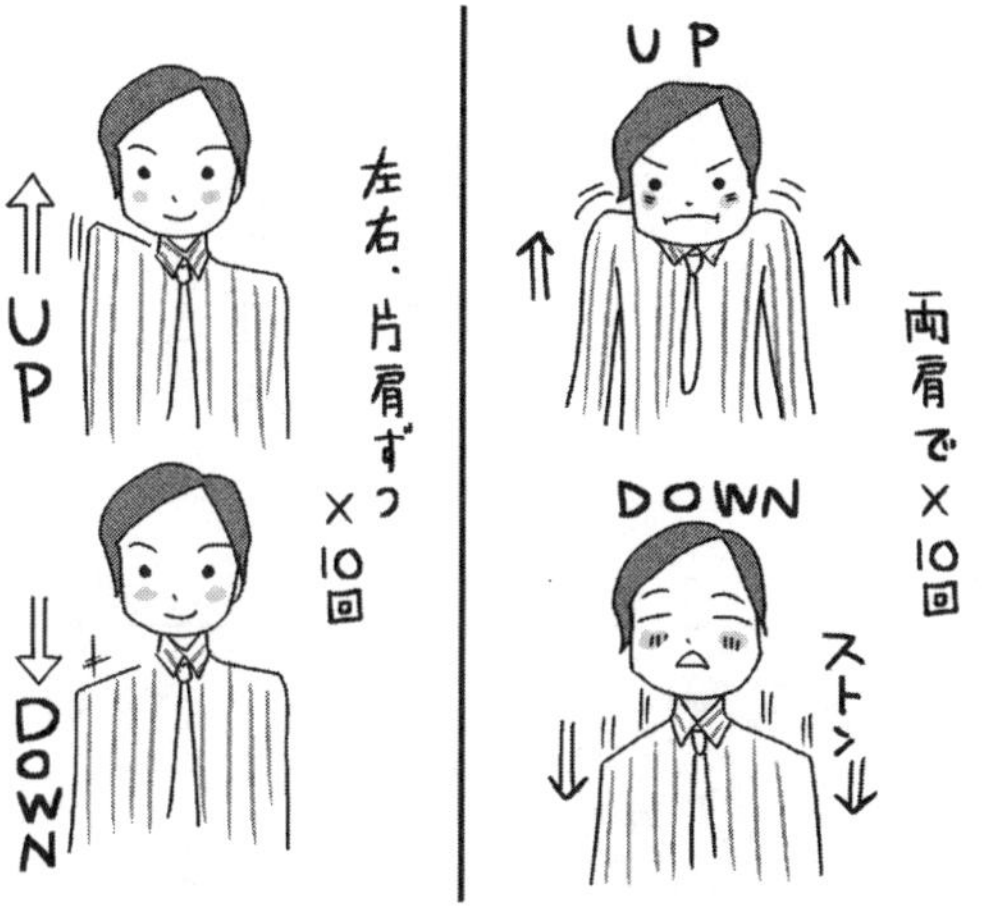
UP
両肩で×10回
DOWN
ストン
左右、片肩ずつ×10回
UP
DOWN

完全光遮断で束の間のリラックス……

薬局などでアイマスクを買ってきて、目が疲れたときにこのアイマスクをして5～10分完全に光を遮断してください。パソコンの直接光の光害で疲れた目を、完全に光を遮断することで休めます。私もやっていますが、心も落ち着きます。

物を見るとたくさんのエネルギーを消費します。**光が入らないだけでかなりエネルギー消費が抑えられる**のです。目の疲れが取り除け、リラックスできます。

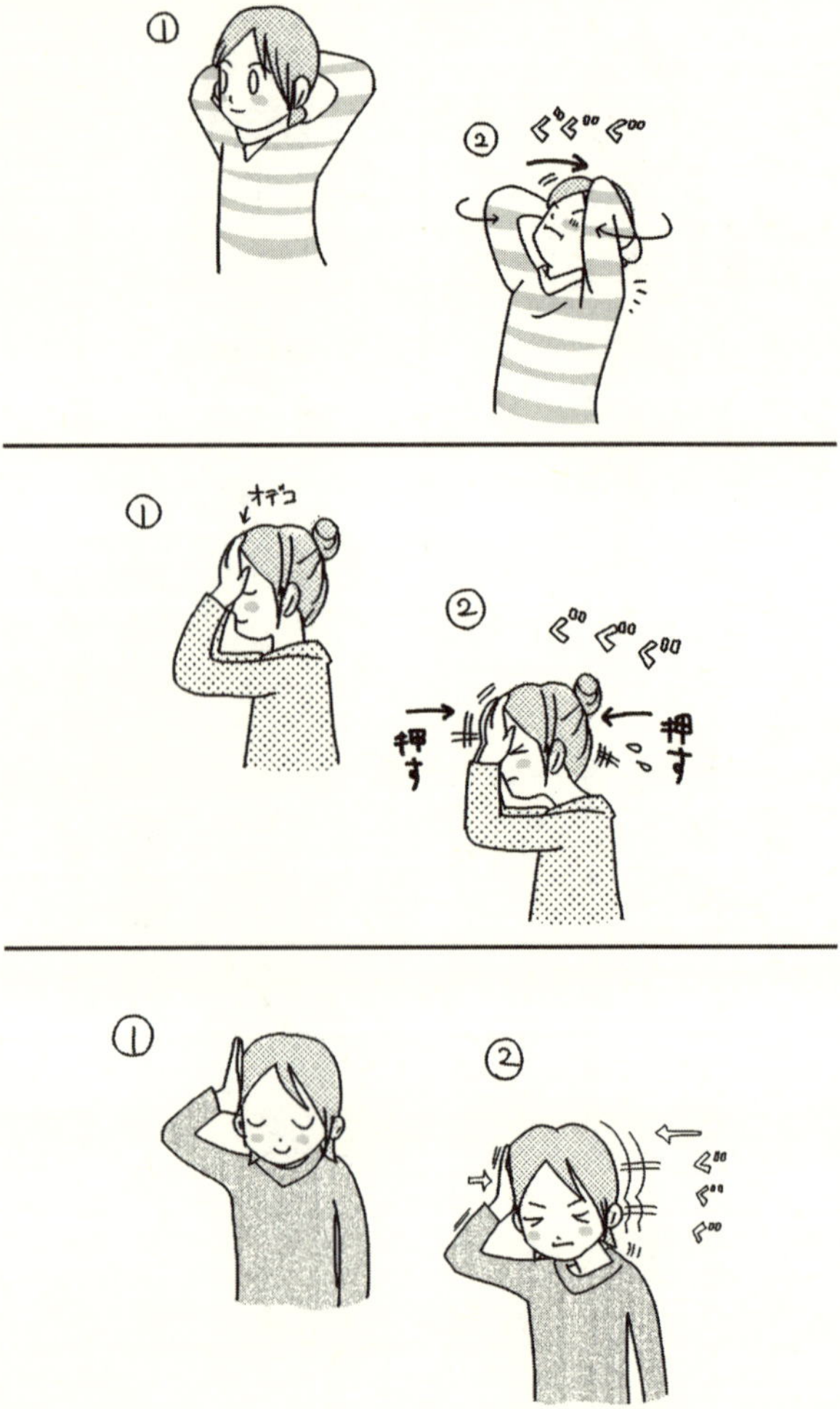

首のストレッチ

第4章

簡単まばたき、目周りマッサージで今すぐドライアイ対策

1 涙は枯れていない！

ドライアイをあきらめていませんか？　涙は枯れていません。まばたきを我慢したり、悲しい映画を観たとき、涙はちゃんと出てきます。せっかく自前の涙があるのに、目薬に頼ることはありません。涙が出るようにしむければいいのです。

2 三大ドライアイを目薬に頼らないで治す

パソコンドライアイ

社会人の皆さんは必ず悩まれていると思います。ミスのないように緊張して画面に向かい、知らぬ間に目に力が入って、ほとんどまばたきしなくなります。簡単にいえば、意識して目の力を抜き、まばたきを増やせば、すぐ治ります。

お化粧ドライアイ

実は、ドライアイを訴えられる方の9割以上が女性です。しかも、コンタクトがよく濁るのも9割以上が女性なのです。共通点は「お化粧」です。マスカラ、アイシャドウ、その他目の周りを美しく見せるいろんな化粧品が出ています。ファンデーションもそうですが、油分を非常に多く含みます。お化粧を落とすときには、丁寧に、完璧に落とすよう心がけてください。いい加減にメイクオフすると顔に残った化粧品が目に入りますし、お化粧を落とすときにも当然その成分が目に入っていきます。

ドライアイといいますと、皆さんは水分不足を想像されると思いますが、実はドライアイの8割以上は油分不足なのです。涙の成分の内の油分が足りないのです。この油分は、まつ毛の付け根のマイボーム腺《せん》というところと結膜の瞼板腺《けんばんせん》から分泌されるのですが、女性の場合は特にこのマイボーム腺が化粧品の油分によって詰まっていると考えられます。まつ毛とまつ毛の間を埋めるインサイドラインを引いていてドライアイを感じる方は、インサイドラインをやめるだけでだいぶ楽になるはずです。マスカラも、まつ毛の付け根にべったりとつかないように注意しましょう。大切なことは、詰まったマイボーム腺をきれいにして開いてあげることなのです。

エアコンドライアイ

快適な湿度は、50~60%です。ところが、エアコンをつけた部屋では、加湿器を使わなければ20~40%程度になってしまいます。これが、涙を蒸発させてしまいます。加湿器を使ったり、濡れタオルを置いたり、水分補給をして湿度管理をお忘れなく。

三大ドライアイは、目薬に頼っても治りません。そのうちクセになり、より強い成分のものが必要となるからです。そしてますますドライアイがひどくなります。まず一度、パソコン・お化粧・エアコン対策を考えてみてはいかがでしょうか。

3 上質な涙をつくる

涙は透明な血液です

涙は栄養と酸素を目に送るために出てきます。これが血液そのものだと真っ赤になって物が見えないので、透明な液体に変えて目の表面を潤してくれるのです。これは天然の栄養クリームといえるでしょう。涙を含め、良い血液をつくることが大切です。

涙の層は一番下から、タンパク質、水分、一番上に油分が乗ってできています。

タンパク質が十分に摂取されていれば、最初の層がしっかり形成されます。これが大切です。タンパク質は体を形成する重要な成分で、卵、豆、とり肉などに豊富に含まれています。

次に水分です。水分も一日1ℓくらいは取るようにすると良いでしょう。もちろん食べ物からも水分は補給されますが、温かい麦茶か番茶、お湯で取ったほうが体にいいです。飲み方としては少しずつ、ちびちびと飲むようにされると、吸収率が高まります。

最後に油分ですが、マイボーム腺から出ています。ある程度の油分を摂取する必要があります。ただし、油は熱に弱い上、時間の経過と共に酸化します。天ぷらや揚げ物など、酸化した油を摂取するのではよくありません。体に良い油をそのまま、たとえばオリーブオイルをパンにつけたり、フラックスオイル（亜麻仁《あまに》油）をドレッシングにするなどして摂取してみてください。

4 ドライアイに効く血行促進法

ドライアイに効くのは血行促進法で、これには二通りあります。

大切なのは目の周りに血液を集めることです。**質の良い血液をつくったら、その質の良い血液を目の周りに取り込むことが必要**です。首から上には、首から下と比べてはるかに細い毛細血管がびっちりと通っています。超極細でくまなくゆき渡った血管に滞りなく血液が回らなければ、トラブルが起きるのは当然です。

①パッティング

手の指の腹のところで、目の周り及び顔全体をやや強くパッティングしていきます。パタパタパタパタと2、3分これを繰り返してください。目の周りがほかほかと温かくなり、少し赤みがかってきます。パソコンの後、勉強や仕事の後にはとても効果的なものです（106ページ参照）。

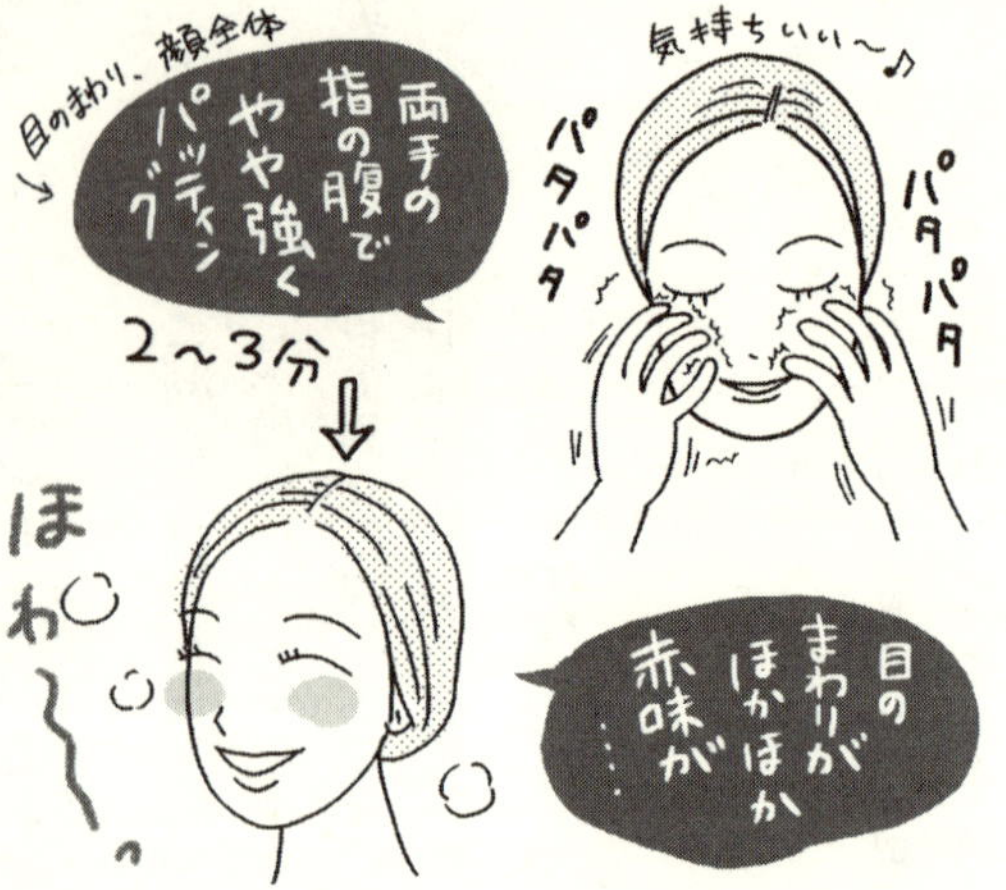

②おしぼり法

タオルを水で濡らして軽く絞り、ラップで巻いて電子レンジで温めます。それを3〜5分、目の上にのせておきます。目が温まりマイボーム腺が開いてきます。次にラップを外し、絞りタオルで目を拭くと同時に、目にのせたタオルの上から、眼球を押さえたり外したりを繰り返してください。マイボーム腺の詰まりがなくなります。とても気持ちがいいですよ。

5 楽しい！　目にいいまばたきいろいろ

ドライアイは、まばたきでかなり改善できます。ただこのまばたき、意識しないとなかなかしっかりやれていないものなのです。まばたきが上手くいかない理由の一つは、表情筋のたるみです。寝ているときも目が開いている方がいらっしゃいます。昼はパソコン画面を見てドライアイ、夜寝てからもドライアイです。**きちんとまばたきをするためには、特に上まぶたと下まぶたの筋力アップが重要**になります。

★「3」を使ってしっかりまばたき

数を数えながらまばたきをします。ただし、3の倍数（3、6、9……）と3のつく数字（13、23、30、31……）のときに、ぎゅっと強くつぶるようにしてください。

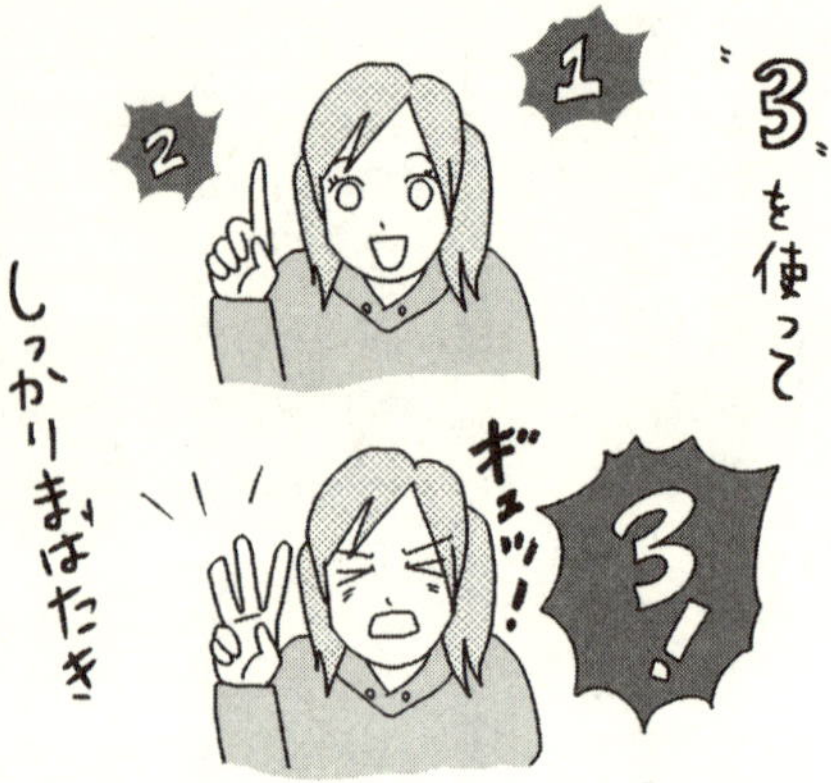

「3」を使ってしっかりまばたき

★キツネの目・タヌキの目まばたき

両手の人差し指で目じりを引っ張り上げ、ゆっくりまばたきをします（キツネの目）。次に、両手の親指と人差し指で目を大きく広げ、ゆっくりまばたきをします(タヌキの目)。各々20回ずつを朝晩2回行ってください。

★まぶた筋トレ

まず顔は正面にして、目だけ上を向き、上を見たままでゆっくり10回まばたきを繰り返します。次に右斜め上を見てゆっくり10回まばたきを繰り返します。最後に左斜め上を見てゆっくり10回まばたきをします。そして、仕上げとして右上から左上、左上から右上へゆっくり直線

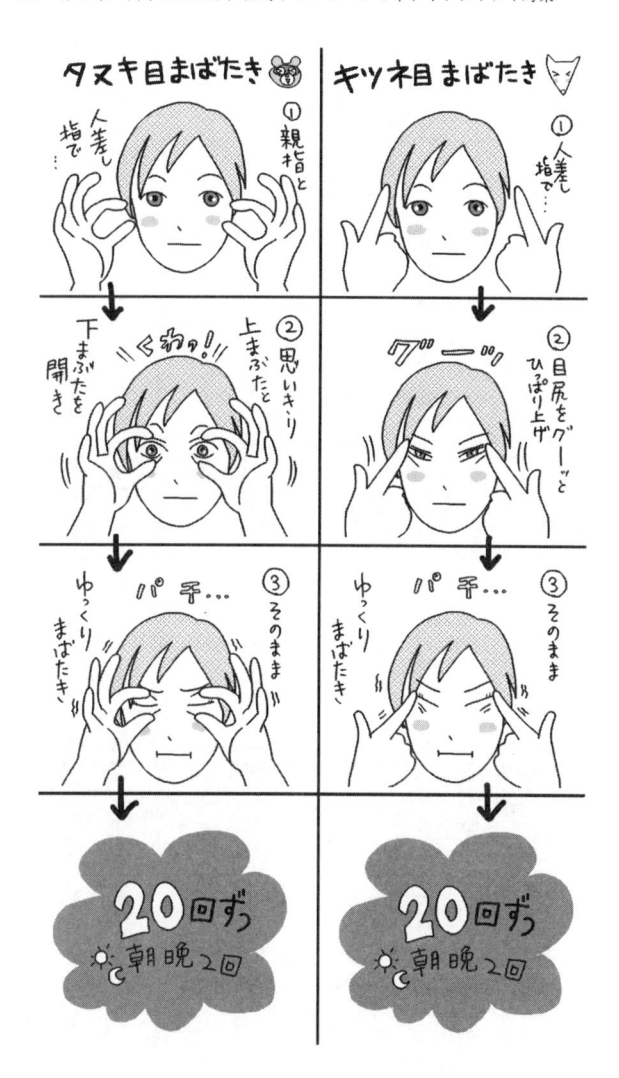

タヌキ目まばたき
① 親指と
人差し指で…
② 思いきり
上まぶたと
下まぶたを
開き
くわっ!
③ そのまま
ゆっくり
まばたき
パチ…
20回ずつ
朝晩2回
キツネ目まばたき
① 人差し指で…
② 目尻をグーッと
ひっぱり上げ
グーーッ
③ そのまま
ゆっくり
まばたき
パチ…
20回ずつ
朝晩2回

的に目を動かしていきます。下まぶたの筋力アップになります。

次に、顔は正面を向いたまま目だけで下を見て、ゆっくり10回まばたきをします。次に右下に視線を移してゆっくり10回まばたきをします。最後に左下を見てゆっくり10回まばたきをします。仕上げとして、下を向いたまま右から左へ、ゆっくりと10回視線を往復させます（111ページ参照）。

やってみてつっぱるところが、普段使っていないところです。

★スイング法

椅子に腰をかけ、1秒刻みで左右に体をスイングします。2、3分行ってください。まばたきの本質は、リズムです。まばたきが失せるドライアイは体内及び脳のリズムがなくなってしまったのです。左右にリズミカルに揺れると脳にリズミカルな刺激が行き、目にもリズムが戻ります。

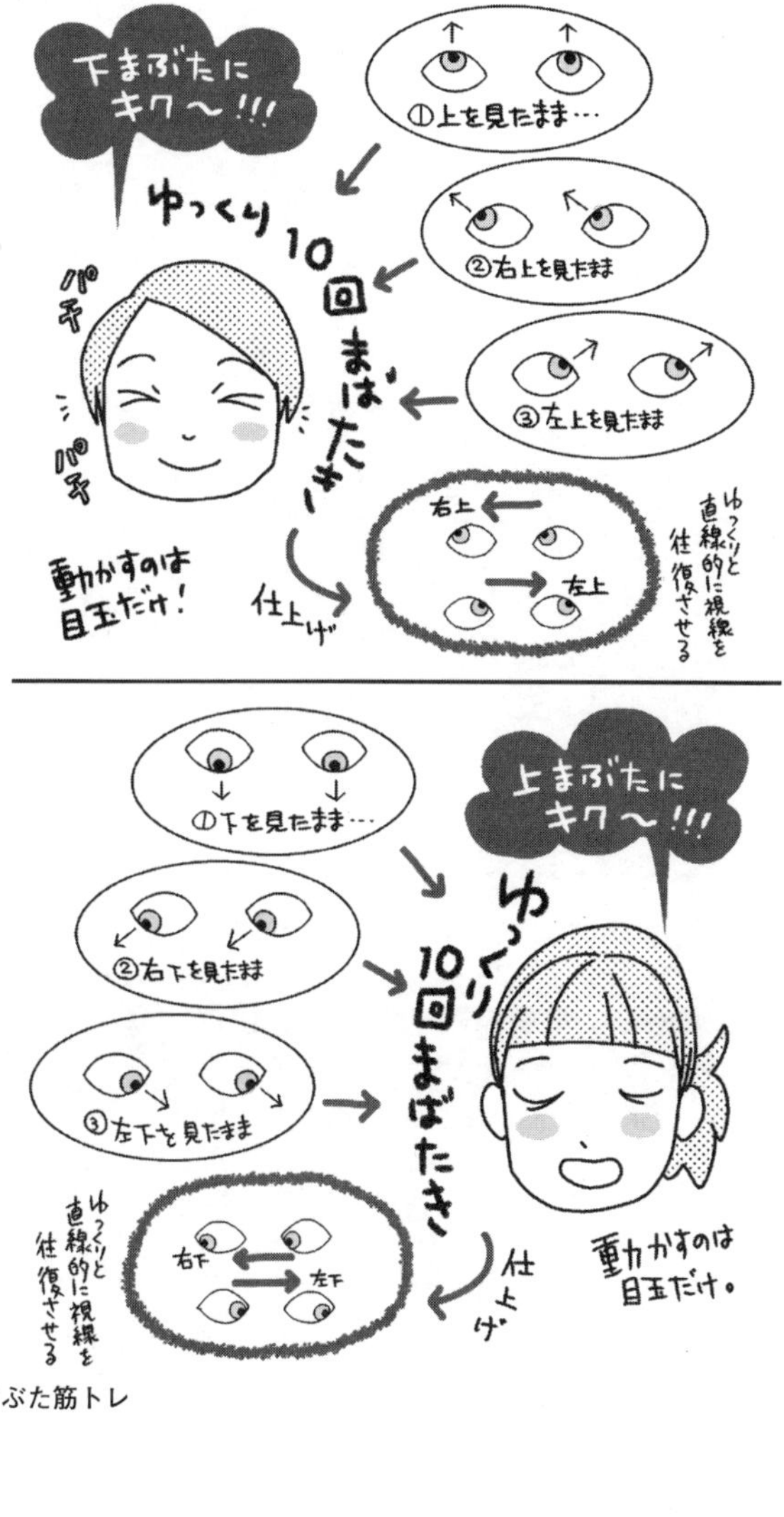
下まぶたに
キク〜!!!
①上を見たまま…
②右上を見たまま
③左上を見たまま
ゆっくり10回まばたき
パチ
パチ
右上
左上
ゆっくりと直線的に視線を往復させる
仕上げ
動かすのは目玉だけ!
①下を見たまま…
②右下を見たまま
③左下を見たまま
上まぶたに
キク〜!!!
ゆっくり10回まばたき
右下
左下
ゆっくりと直線的に視線を往復させる
仕上げ
動かすのは目玉だけ。

まぶた筋トレ

第5章

美眼《びがん》で美顔《びがん》！
あなたの第一印象を変える！

1 第一印象は目が命！ 目は口ほどにものをいう

目が良くなると本当に顔つきが良くなります。**顔のバランスが整い、表情が豊かになって、見違えるほど印象が明るく**なります。反対に、目が悪いと表情が暗くなり、表情筋もアンバランスになって、ひどくなると顔が歪んできます。

右目と左目の大きさ・視力が違う人は……

最近の傾向として、相談者の8、9割の人が、右目と左目の大きさ、視力に差を持っています。いわゆる**不同視**（詳しくは第1章の11）というタイプです。極端な例では**片眼視といって、片方の目しか使っていない**という方も大勢いらっしゃいます。そのような人はまず間違いなく、左右の表情筋がアンバランスを起こしています。上のイラストのように、顔の右側と左側の面積が違い、表情筋ののり具合も違っていま

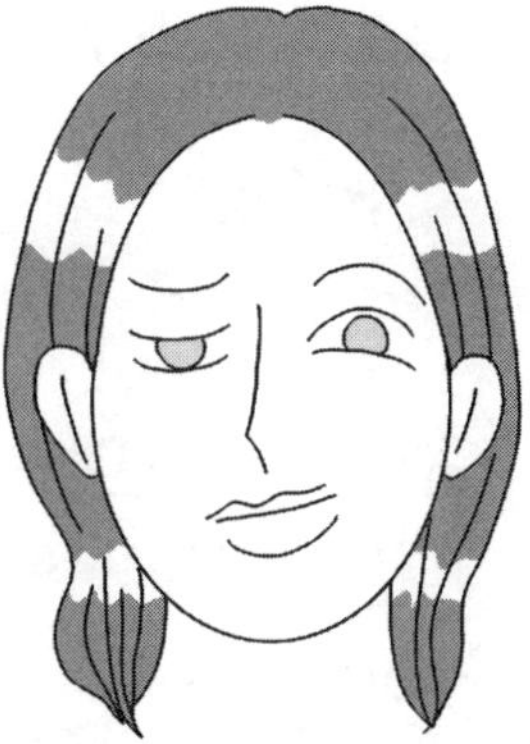

①左右の目の大きさが違う　②左右の頬の筋肉の付きかたが違う（使っている目のある側が引き締まっている）③使っている目のある側の口角が上がっている

す。もちろん、左右の目の大きさは全然違いますし、左右の頬骨、口角の高さまで違ってきます。女性は知らず知らずのうちに、この差をお化粧でカバーされているわけです。

片目シフティングで不同視を改善

左目を閉じ、右目で上を見ます。次に、右目を閉じ、左目で下を見ます。これを10回行います。目を変えて同じことを10回行います。

片目で右を見ます。次に、反対の目で

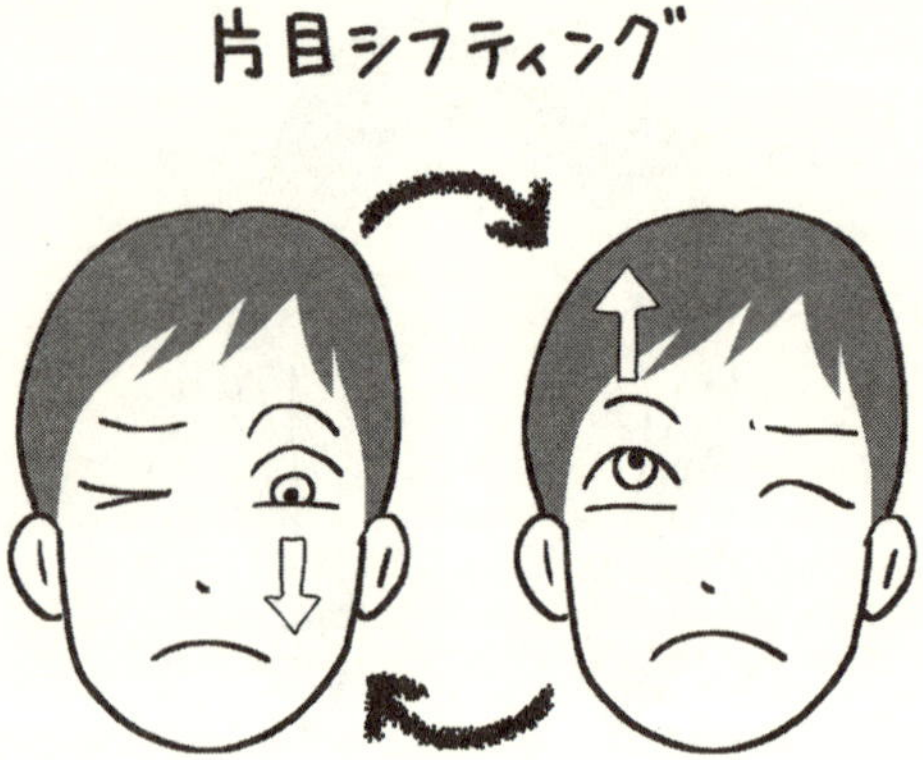

左を見ます。これを、10回行います。目を変えて同じことを10回行います。……左上―右下、右上―左下でも同じことを行います。

視点移動、表情筋のストレッチ、外眼筋強化、まばたき力アップに効きます。

2 メガネ、コンタクトで左右のバランス回復

もちろん、現在使ってらっしゃるメガネやコンタクトの度の設定や、視力の合わせかたによっても左右のバランスを回復することはできます。

自分でできる方法としては、使っていない方の視力を使っている方より少し上げてあげることがあります。それにより、今まで使っていなかった方の目を使うようになりますので、姿勢そのものも戻ってきます。ただ、一般的には視力および屈折度数がいい方の目を使って、悪い方を使わないことが多いのですが、その反対のケースもありますので、よく観察することが大切です。裸眼で視力表を見て、見えない方の目のメガネの度を少し上げましょう。また、遠くは右目、近くは左目、あるいはその反対、というような使いかたをする方がいらっしゃいます。この場合は、近く用と遠く用を分けてメガネを作り、使っていない方をより見せていくという工夫が大切です。

3 表情筋を鍛えて目も顔もいきいきと。顔の体操でリフレッシュ!

表情筋を鍛え、表情をいきいきとさせるには、目及び表情筋のリフトアップが必要となります。自然に重力がかかりますので、下へ垂れていく力がどうしても働きます。特に使っていない方は重力に任せきりになっているので、反発させる必要があります。まずはチェックです。

チェック……鏡を見て、①左右の目の大きさに差がないか ②左右の頬の筋肉の凹凸はないか ③左右の口角に上下はないか ④年齢以上に老け顔になっていないかどうか ⑤口が開き、締まりのない顔になっていないかどうか、をチェックしてください。

中川式ビジョン・セラピーではこの左右の目の大きさを整え、表情筋のバランスを整えることが十分に可能です。大体使っている方の目は締まっていて、小ぶりで、張りと艶《つや》があり、使っていない方はぼっと大きく、張りと艶がなく垂れているものです。これによってどちらを使っているかがわかります。使ってない方を使わせるようにトレーニングすればいいのです。これで表情筋はバランスをとれますし、左右の目の大きさも徐々に近づいていきます。

表情筋トレーニングで顔全体のバランスをよくする

首を、普段傾いている方向と反対に傾けます。首は、自分でも気づかないうちに傾く方向が決まって癖になっています。ものを書くとき、まっすぐ座っているつもりのときなど、どちらに傾いているかチェックしてみましょう。いつもと逆に傾けた方向の上を見たまま目と頬をギュッと引き絞ります（10秒）。次に、目も口もパッと大きく開きます（10秒）。これを10回繰り返します。今度は、傾けた方向の下を向いたまま同じことをします（１２０ページ参照）。

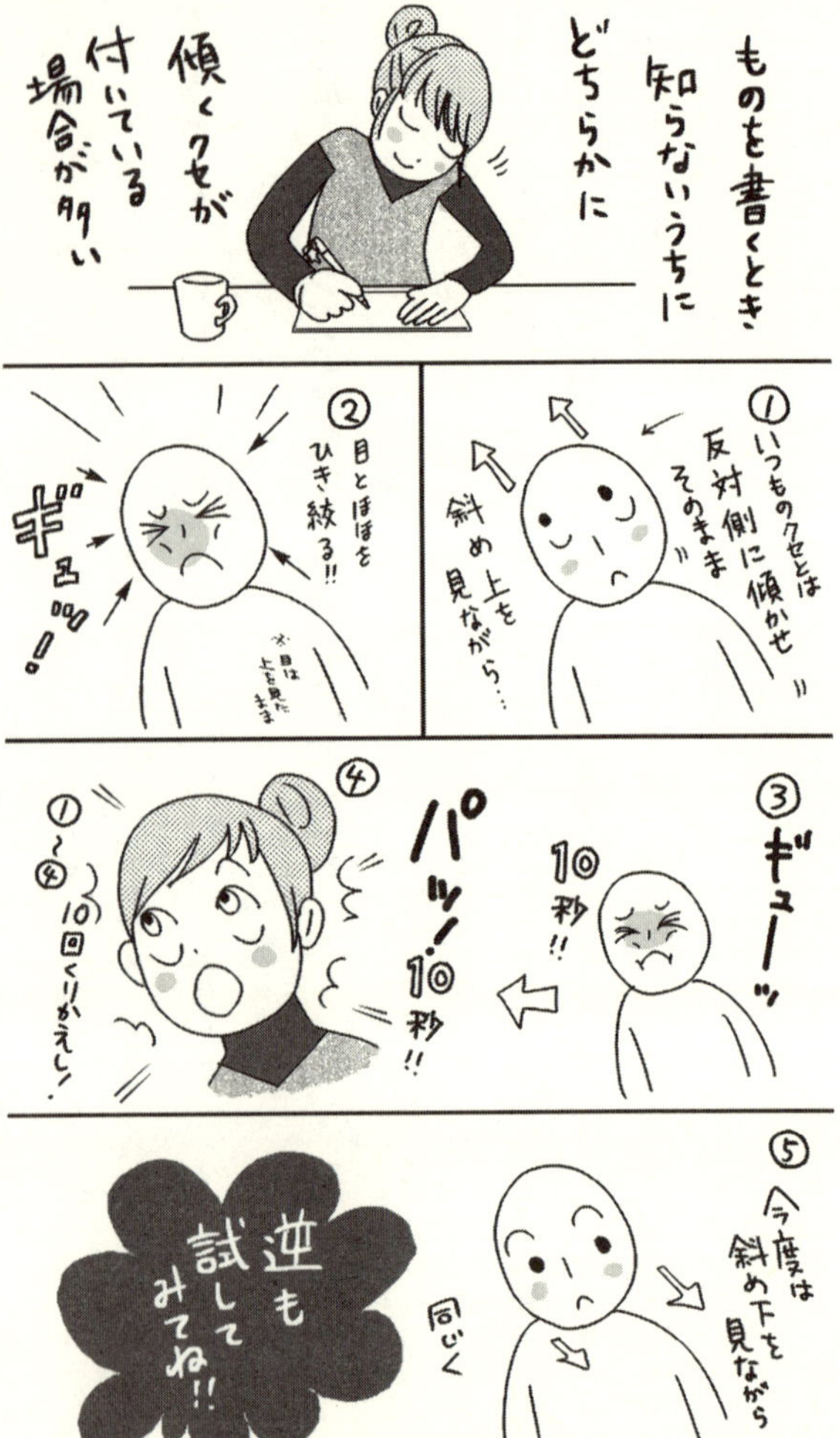
ものを書くとき
知らないうちに
どちらかに
傾くクセが
付いている
場合が多い
①
いつものクセとは
反対側に傾かせ
そのまま
斜め上を
見ながら…
②
目とほほを
ひき絞る!!
ギュッ!
※目は上を見たまま
③
ギュ〜ッ
10秒!!
パッ!
10秒!!
④
①〜④
10回くりかえし!
⑤
今度は
斜め下を
見ながら
同じく
逆も
試して
みてね!!

第6章

「老眼《ろうがん》・老顔《ろうがん》」は「治らない・しかたがない」なんてウソ！

1 「老眼《ろうがん》」「老顔《ろうがん》」の本当の意味……「老人の目・顔」ではありません

「老眼」というのは、脳の老化が目に現れたものです。目だけが老いたのではありません。その証拠に、最近、30代から老眼がはじまっています。**目以上に脳が老いているのです。**目と脳の連携プレーができにくくなり、反応がスピードダウンするのです。このことは、「老顔」といって、顔についてもいえます。実際の年齢以上に老けて見える、いわゆる老け顔です。これも、脳の老化が原因です。皮膚は脳と同じ外胚葉由来ですので、脳の老化が顔に現れているのです。皮膚も老けようか老けまいかと考えているのです。

したがって、**単純に年をとったから「老眼」「老顔」になるのではなく、脳が老いたから「老眼」「老顔」になる**のです。もちろん、40歳を過ぎれば多くの人がその傾向をたどるようになりますが、**脳の老化をストップすれば目と顔の老化の進行は防げ**

るのです。平成17年度の国勢調査によると、40歳以上の人口、いわゆる「老眼人口」は6800万人にのぼります。

前にもお話したとおり、物は目でなく脳で見ています。見た物（入力した情報）に自分の考え（出力する情報）を加味して前頭葉に映像しているのです。ところが情報社会では、情報という人の考えを入力してばかりで、自分の考えを出力する「考える」という作業が極端に減ります。前頭葉の主たる働きは、〝考える〟ことです。見ることと考えることは、一心同体ですから、自分で考えることをしないと脳も目も老化が進みます。

脳を活性化させ、目と脳を連動させるトレーニングを行えば、老化の進行を防げます。

コラム③

脳に効くものは目にも効く！　イチョウ葉エキスで血流をスムーズに

▼飲むだけで目と脳を若返らせるイチョウ葉エキス

ブルーベリー同様、イチョウ葉エキスを脳に効く医薬品として11年前に拙著『脳をイキイキ若返らせるイチョウ葉エキス』（双葉社）で日本に紹介しました。そして実は、イチョウ葉エキスが脳だけでなく目にも良いことがドイツの医療機関の研究でわかりました。

黄斑変性症に良いという臨床データが出たのです。黄斑変性症は、網膜部にある光を受け入れる黄斑部がダメージを受け視力が低下する病気で、日本では最近、中高年の加齢黄斑変性症が失明原因の第3位になりました。罹患《りかん》者数は3万人以上に急増中です。**血管を強くし、血液をきれいにする**というのがイチョウ葉エキスの特徴です。脳に効くものは目にも効くのです。

▼目が悪い人は、血のめぐりに問題あり

ある外科医が、最近の人は、手術をすると血管が硬くてメスで切りにくくなったと嘆いていました。食生活の欧米化により血液の質が低下し、動脈硬化も進んだのではないでしょうか。これは目にもいえます。

近視の合併症の急増がそれです。緑内障・白内障・網膜剥離はもとより、ドライアイ・飛蚊症なども、血管がもろくなり血液の質と量の低下が原因となって起こる循環障害ではないかと思います。イチョウ葉エキスで血液をきれいに、血管を強くして循環障害を防ぎましょう。

▼ストップ！　前かがみ勉強・仕事・食事

目と脳は血管の塊です。脳は体全体の血流量の15％を占めますし、取り込んだ酸素の20％を消費します。栄養と酸素を多量に消費する部位なのです。それが、姿勢悪く首を前に倒し前かがみの姿勢で勉強や仕事をすると、脳の血流量は通常の25％に減少します。血液がいかなくなります。そうすると、頭も回らなくなります。正

しい姿勢は堅苦しいような気がしますが、結局のところそれが一番疲れにくいというわけです。

▼血管強化・循環促進ですみからすみまで若返り

人の若返りは血管から、血管の若返りは血液から、です。イチョウ葉エキス関連の薬は、ヨーロッパでは医薬品売上のトップグループに属し、脳血管疾患、心臓疾患などへの著しい効果が確認されています。

イチョウ葉エキスの効果としては、

①めまい、耳鳴り、頭痛、記憶力・集中力低下、情緒不安定など脳循環不全による機能障害の改善
②手足のしびれ、痛み、冷え性、こり性、筋肉痛など末梢血管障害の改善
③動脈硬化、心筋梗塞などの生活習慣病予防
④花粉症、喘息、アトピー性皮膚炎などのアレルギーの予防

が挙げられています。集中力や記憶力を高め、目にも脳にも役に立ちます。

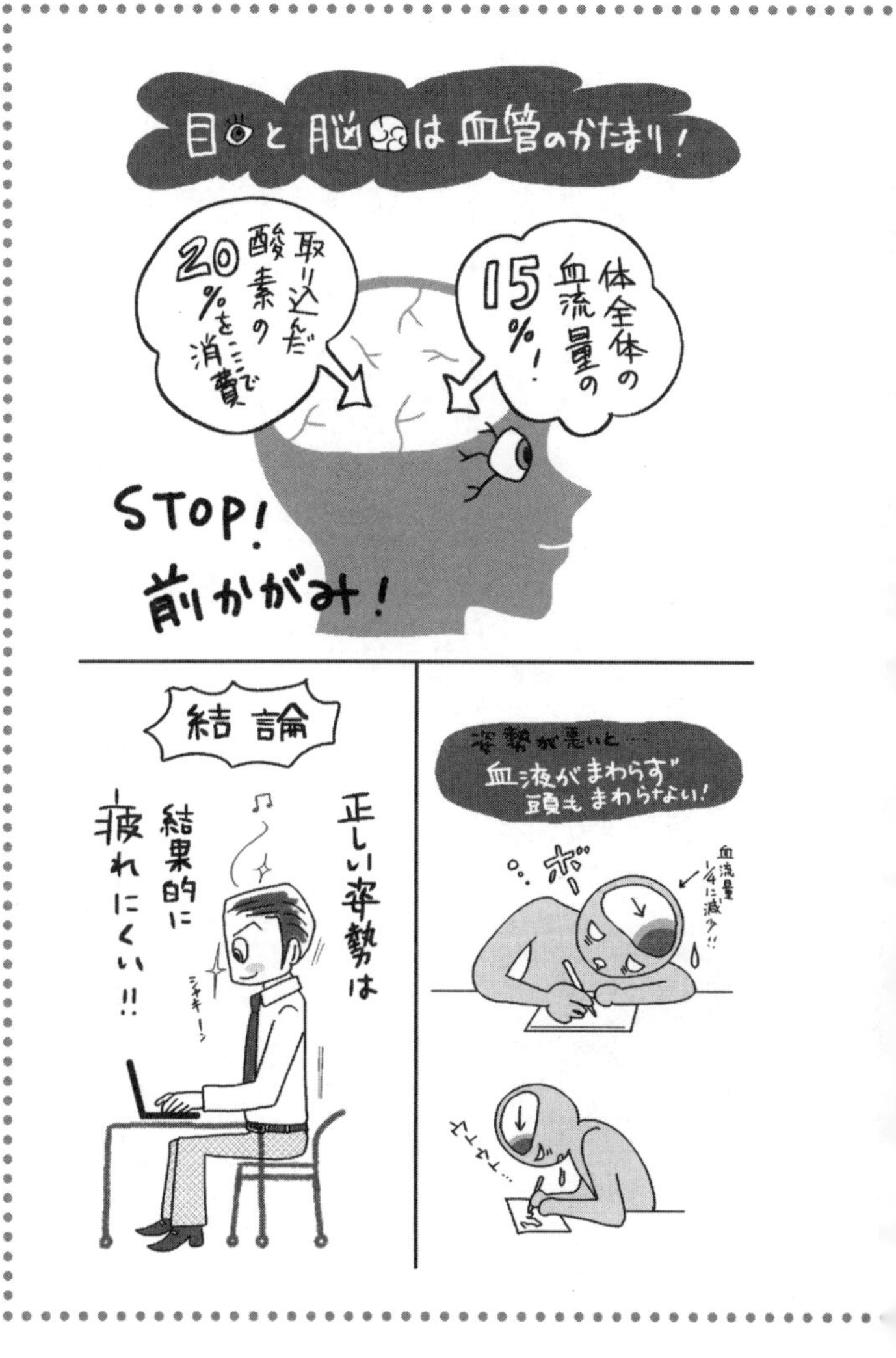
目と脳は血管のかたまり！
取り込んだ酸素の20%をここで消費
体全体の血流量の15%！
STOP! 前かがみ！
結論
正しい姿勢は
結果的に疲れにくい!!
シャキーン
姿勢が悪いと…
血液がまわらず頭もまわらない！
ボー
血流量1/4に減少!!

2 脳×目の年齢テスト

次のテストをやってみましょう。自分の脳×目の年齢がわかります。

チェック欄

- □ ① 最近、近くを見るのにピントが合わせにくいし、時間がかかる
- □ ② 物を見るとすぐ疲れるので、見るのが面倒くさくなった
- □ ③ スピードについて行きづらくなった
- □ ④ 物覚えが悪くなり物忘れが激しくなった
- □ ⑤ 固有名詞が出なくなった
- □ ⑥ 仕事がおもしろくない
- □ ⑦ 食べることに興味がなくなった
- □ ⑧ 好奇心減退
- □ ⑨ 熟睡できない
- □ ⑩ 最近、鏡を見るのが嫌だ

★チェックの数
0〜2個……40代以下
3〜5個……50代
6〜9個……60代
10個すべて…70歳以上

3　目ヂカラは脳ヂカラ。一石二鳥の鍛え方

老眼・老脳になるとてきめんに、近くが見えなくなり、物が覚えられなくなり、距離が把握できなくなり、反射神経が鈍くなります。**これらを、目を鍛えることで解消しましょう**（老眼鏡とさよならする方法は68ページを参照）。

★記憶力を上げる！　「瞬間視力」トレーニング

次ページの二つの絵を、少し離して見て一瞬で覚え、間違いを当てます。コツは、**眺め比べて覚えようとしないで、目をカメラのように考え、全体をとらえて、脳に一瞬で焼き付けるようにします**。したがって、なるべく短い時間でフラッシュしてみることです。印象的に脳に焼き付けることで、記憶力がアップし、物忘れを防げます。

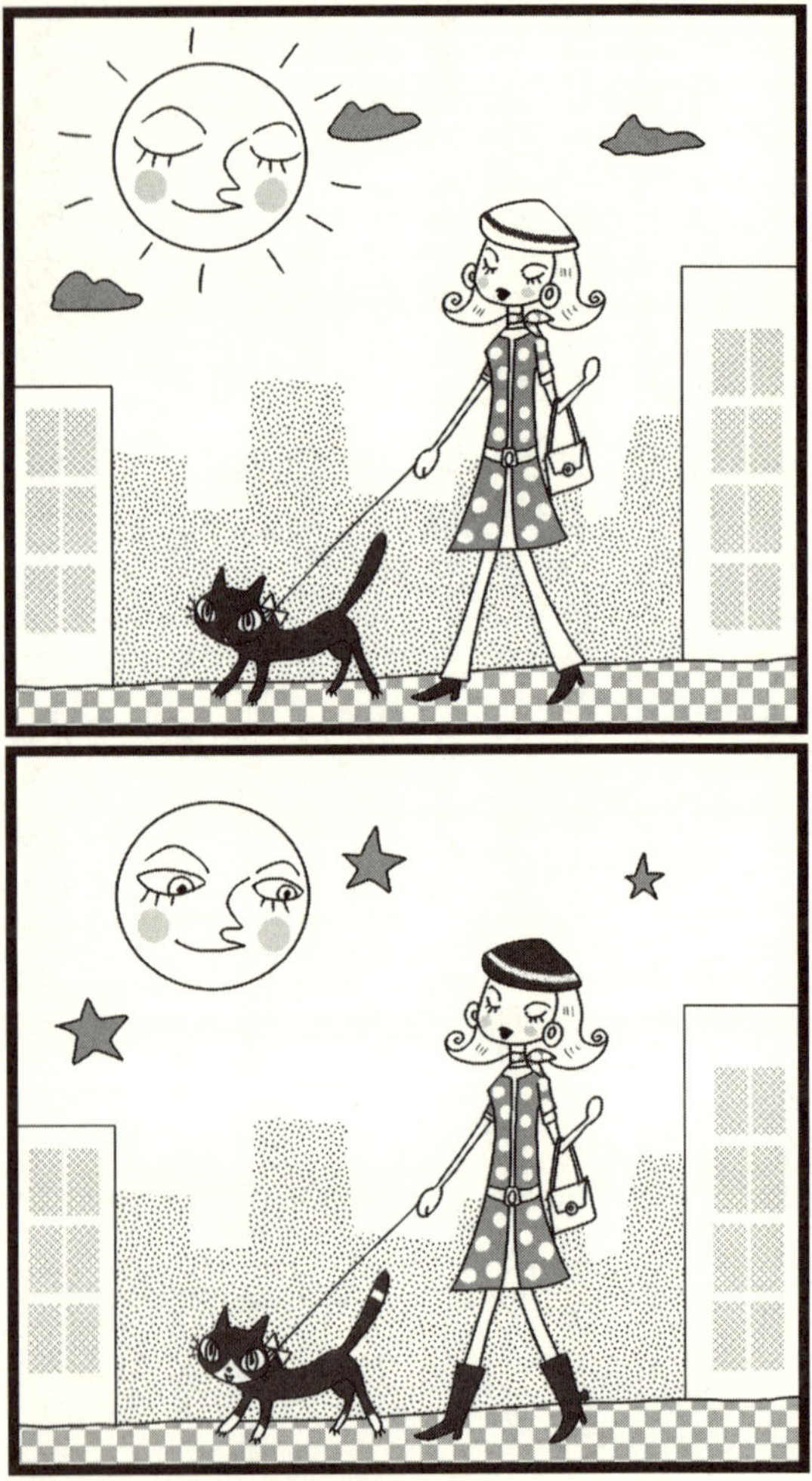

★距離感覚を高める！「深視力《しんしりょく》」トレーニング

「深視力」とは、距離を把握する視力のことです。これを鍛えるためには、コイン投げをします。十円玉を２枚用意します。

十円玉を１枚、自分の前方や後方や横に置き、その十円玉を狙ってもう一枚の十円玉を投げます。次に、少し距離を離して同じことをしてください。どれくらいの確率で当たりましたか？　距離感の正確性を高めましょう。

★何センチ？　トレーニング

目の前にある机や椅子の幅や高さ、部屋の縦・横・斜め、ボールペンの長さ、腕や脚の長さ、カレンダーの縦・横・斜めの長さなどを当ててください。短めに答えたり長めに答えたりという傾向があるはずです。そのことを把握し、意識してもう一度トレーニングしますと、距離感の正確性が飛躍的に向上します。脳も活性化します。

「目と手の共同作業」で反射神経を鍛える！

★「合い言葉」トレーニング

次の言葉の組み合わせを覚えてください。

山—川　桜—梅　空—海　犬—猫　キツネ—タヌキ　神—仏
夢—現　愛—恋　星—月　水—油　靴—下駄　手—足
目—口　雨—晴れ

では、次の組み合わせに答えてください。素早く答えられるでしょうか。

足—（　）　仏—（　）　月—（　）　タヌキ—（　）　川——（　）
海—（　）　現—（　）　油—（　）　口——（　）　晴れ—（　）
猫—（　）　梅—（　）　恋—（　）　下駄——（　）

4　一番の問題児、「近視老眼」「遠視老眼」の簡単トレーニング法

老眼には、正常視力老眼・近視老眼・遠視老眼の三種類があります。中でも問題なのは、近視老眼と遠視老眼です。たとえば近視老眼は、近視を長年放置していた弊害である近視の合併症と老眼が同時に発生しますので、大変です。

「近視老眼」対策

近視を長年放置されて40代になられますと、多くの方が緑内障傾向か緑内障になっていらっしゃいます。近視のツケが回ってきているのです。光刺激で、改善を図りましょう。

★「もっと光を！」トレーニング

太陽を一瞬見て目をつむります。脳に残像が残ります。残像が消えるまで目を閉じて待ちます。これを、5～10回繰り返します。残像が消えるまでの時間は短い方がいいです。目が光に慣れる速度が速く、暗いところに行ってもすぐ慣れます。

目が悪くなりますと、光をまぶしく感じるようになり、暗闇にも慣れるのに時間がかかります。**光刺激不足**です。光刺激を網膜にあてることで、光刺激を電気刺激に変換するスピードを上げ、かつ、網膜・視神経に血液を集めます。

「遠視老眼」対策

遠視の方が老眼になりますと、だいたい30代半ばから生活するのがとてもしんどくなります。特に、情報社会で近くを見続ける作業が増え、両眼あるいは片眼が近視になっていますと辛さは倍増します。遠くや近くを両目で見るようにトレーニングをします。

★アイバランストレーニング

巻末にある黒いアイマスクを切り取り、白い点の部分に穴をあけます。アイバランスマスクの完成です。これを、家にいるとき1、2時間かけます。ピンホール原理で、遠くを見るときも近くを見るときも左右同じ量の光が目から脳に伝わり、物を見るのにメガネがいらなくなり、目と脳のバランスが回復します。

コラム④

ダーウィンも驚いた！　縁の下の力持ち、ミミズパワーはこんなに凄い

——ゴミを宝にしてくれるミミズの酵素を飲んで「つまらない話!?」——

▼体のゴミ＝老廃物を取り除くと細胞の寿命は7倍に！

ニワトリの卵子の細胞を、培養液にいれておくと、その細胞が出すゴミ＝老廃物で、液が汚れ、細胞は早死にします。しかし、培養液を常に取り替え、栄養を与えるとその細胞の寿命は、7倍にのびるそうです。

体のゴミ＝老廃物（毒素とその詰まり）は、細胞の早死にをもたらすのです。

▼近視の合併症としての緑内障の相談急増

最近10人の方から、近視の合併症としての緑内障の相談を受けました。

近視は、血流障害です。近視は、表面的には遠くが見えにくいという症状ですが、実は内部では、じわじわと極細の血管にゴミ（老廃物）が詰まり血流障害が進んでいるのです。進行が進むと、徐々に神経への栄養・酸素補給が途絶えます。視神経がダメージを受け、緑内障へと進行していくのです。

近視を放置しますと、40歳を過ぎた頃から、緑内障の症状が出てきます。最近では、30代や、20代の相談者までも増えてきています。

▼ゴミ詰まりを解消して細胞からリフレッシュ

そのゴミ詰まりを解消してくれるのが、〝ミミズ酵素〟です。ミミズは、ゴミ（汚れた土）でも何でも食べて、宝（肥沃土《ひよくど》＝豊かな土）を産み出してくれます。ミミズ酵素も血管の中で、同じような働きをしてくれるのです。

血管は体中に張りめぐらされ、全部つなぎ合わせると地球2周分にもなるといわれています。ミミズ酵素は目だけではなく、この体中を駆けめぐる血管のゴミ詰まりの掃除にも役立ちます。

▼ダーウィン先生のお墨付き！

あの『種の起原』を著し進化論を展開したチャールズ・ダーウィンが熱心にミミズ研究を行っていたことは、あまり知られていません。彼は、ミミズの消化の力がいかに肥沃な土壌づくりに貢献しているかを突き止め、晩年にはミミズをテーマにした本も執筆しています。

「老化は血液から」です。血液をきれいにし、血管を強くしましょう。血管がもろい欠陥人間にはならないように。

以上、私の「詰まらない話」でした。

第7章

緑内障、白内障、飛蚊症《ひぶんしょう》に網膜剥離……近視の合併症を撃退！

1 絶対に避けたい！　近視の合併症

眼科では近視は病気として扱われ、健康保険も適用されます。しかし今の日本人には、近視は病気であるという認識がないように思います。病気ですから合併症があるのです。メガネやコンタクト、近視矯正手術でごまかしているうちに、ツケが回ってきて、合併症である緑内障、網膜剥離、白内障が起こってくるのです。

最近、近視の合併症として40代の緑内障が急増しています。緑内障が失明のトップ原因に躍り出たのは近視が原因ではないでしょうか。

ただ、大事なことは、近視は治る病気だということです。近視の合併症対策は、とても簡単です。ただひたすらトレーニングを行います。そして同時にお勧めするのが、北欧産野生種ブルーベリーのアントシアニン（質の良いもの）の大量投与です。一日420ミリグラムくらい大量に飲むと、機能回復を実感するはずです。

2 視野に邪魔なちらつきが……タンパク質・アントシアニン・水で飛蚊症《ひぶんしょう》対策

目の前にちらちら綿ぼこりのようなものが見える症状を訴える方がかなりいらっしゃいます。これを、飛蚊症といいます。

飛蚊症には、網膜に問題のあるタイプと硝子体に問題のあるタイプがあります。いずれも、網膜剥離の前兆の可能性がありますので注意が必要です。

前者は、近視がひどくなって網膜が薄くなったものです。網膜を分厚くするようタンパク質を豊富に摂りましょう。

後者は、硝子体が経年変化及び近視の強度化により液状化したもの（コラーゲンと水が分離した状態）です。硝子体の主成分はコラーゲンと水です。タンパク質とブルーベリーのアントシアニンでコラーゲンを産み出し水分を常に補給することです。

3 視野が欠ける緑内障、水晶体が白く濁る白内障……血液を目に集めて解消

近視の合併症としての緑内障の相談で、視野が欠けてくると失明するのではないかという不安から、夜も眠れないとおっしゃる方が増えています。あきらめないで対策しましょう。

視野が半分欠けた方や10～15％欠けた方の視野が元に戻った例もあります。ただし、1～5年かかっています。地道にトレーニングを続けることが必要です。

近視の合併症としての緑内障は、眼圧の高いタイプも正常のタイプも、ともに目の血流障害・循環障害だと思います。視神経周辺の血流が途絶えているのです。近視は血流障害・循環障害ですから、根本は同じです。

白内障も同様です。代謝障害といわれ新陳代謝がうまくいかなくなったためになるのです。栄養を補給し老廃物を排出する働きが鈍くなっているのであって、血流を促

し循環を良くすれば軽いものならばかなり良くなります。中程度以降のものでも、ストップできるはずです。

近視の合併症としての緑内障も白内障も、近視と根本は一つです。**近視を改善すれば緑内障も白内障もストップ・改善できる**のです。とにかく、目に血液をどんどん集めてください。

★目を閉じたまま目周りエクササイズ

目を閉じたまま、さらに目をギューッとつぶります。そのまま目を閉じた状態で、目を開ける気持ちで目を上に動かします。この方向を、右、左、右上、左下、左上、右下でも行います。10秒ずつ朝晩２回。

眼球のストレッチ、目のまわりの血流促進、上下まぶたの筋力アップになります。

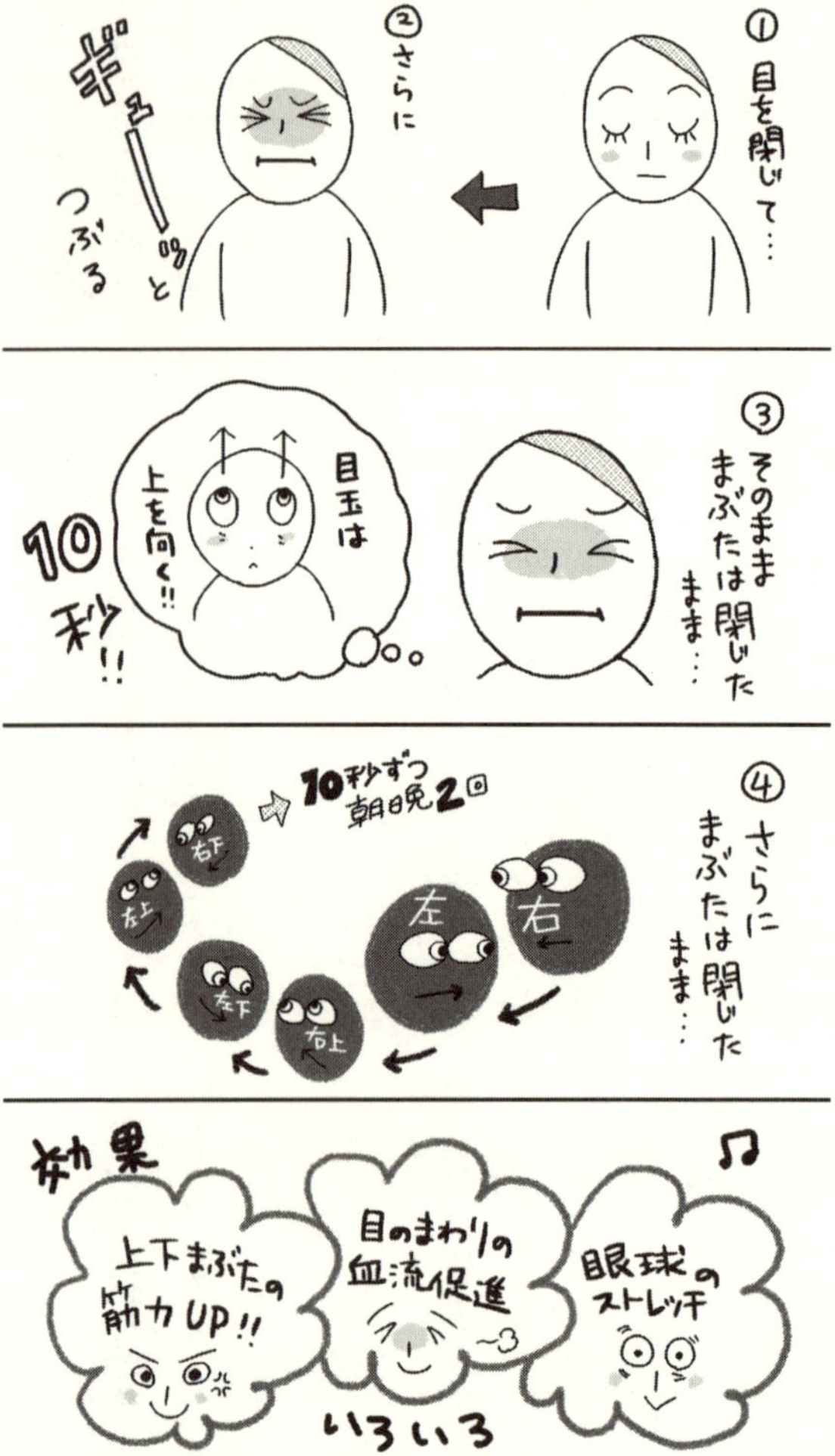

目を閉じたまま目周りエクササイズ

4 視力を失う網膜剥離……目をきょろきょろし、姿勢を正すことで網膜剥離を防ぐ

近視で眼球がラグビーボールのように伸びていくと網膜剥離を起こしやすくなります。運が悪いと失明します。私は網膜剥離の原因は、以下の二つだと思っています。

①**外眼筋の使用不足**…ピントを合わせる内眼筋ばかりを使用し、目を動かす外眼筋を使わないので眼球が動かされずに不自然に伸びてしまう。

②**重力の影響**……………眼球は水風船のようなものなので、姿勢が悪く前かがみになったり、うつ伏せ寝をしていると眼球が前に垂れていく。

目をきょろきょろさせ外眼筋を使うことで眼球をマッサージし、起きて活動するときは少し上向き加減の姿勢を保ち、寝るときも上を向いて寝るよう心がけましょう。

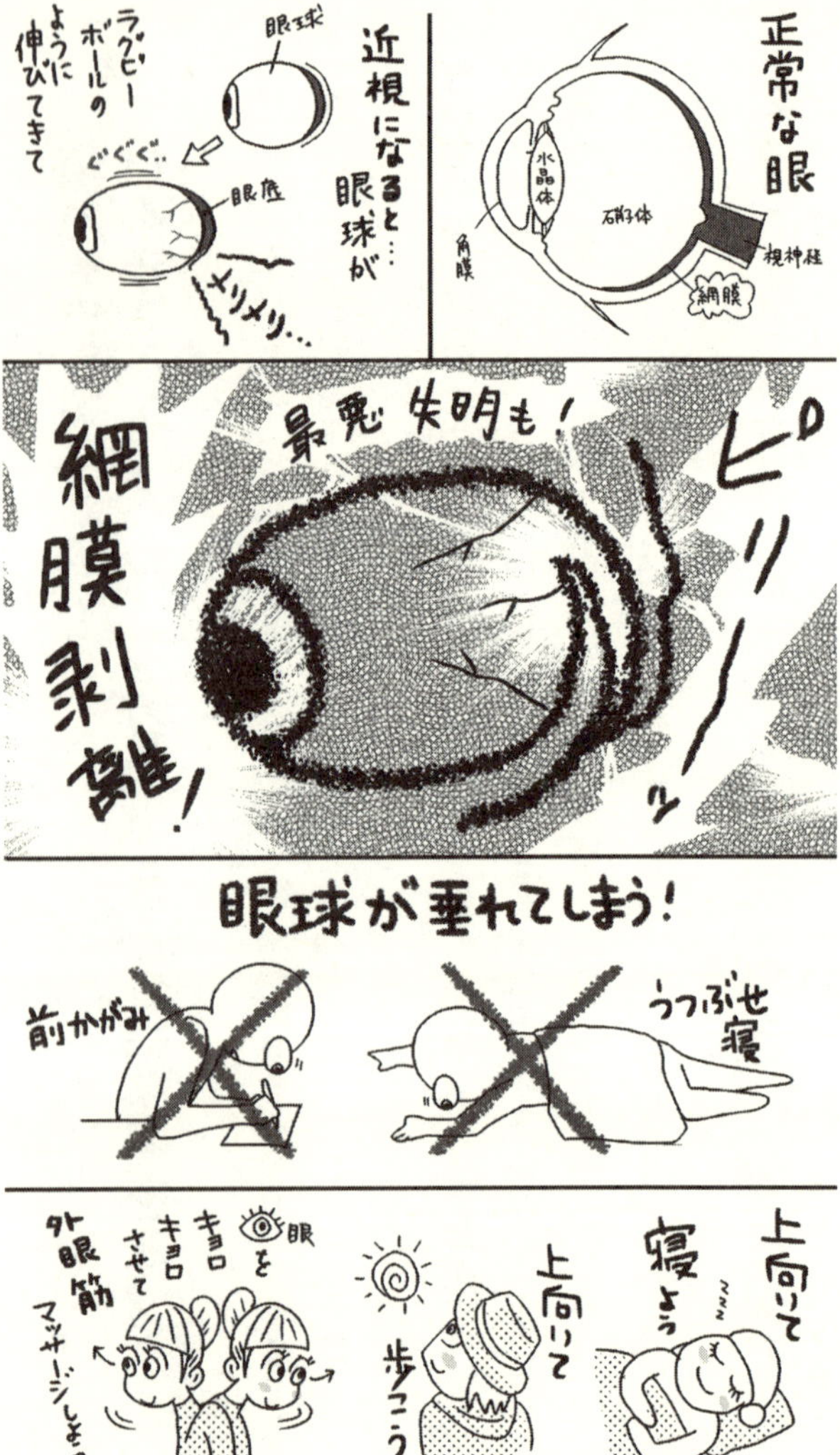
正常な眼
水晶体
硝子体
角膜
視神経
網膜
近視になると…眼球が
眼球
ラグビーボールのように伸びてきて
ぐぐぐ…
眼底
メリメリ…
網膜剥離!
最悪失明も!
ピリーッ
眼球が垂れてしまう!
前かがみ
うつぶせ寝
上向いて寝よう
上向いて歩こう
眼をキョロキョロさせて
外眼筋マッサージしよう!

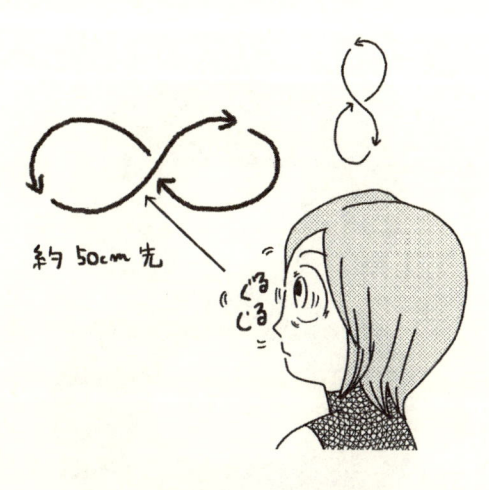

★目玉ぐるぐるトレーニング

次のページに、８の字と無限大のマークがあります。これを、顔から15センチくらい離して各々10回ずつ目でなぞります。そして一度終わったら、反対まわりにも、10回繰り返してください。紙の上のトレーニングの後、自分から50センチ離れたところの空中に８の字と∞をイメージし、同じように行いましょう。

8

∞

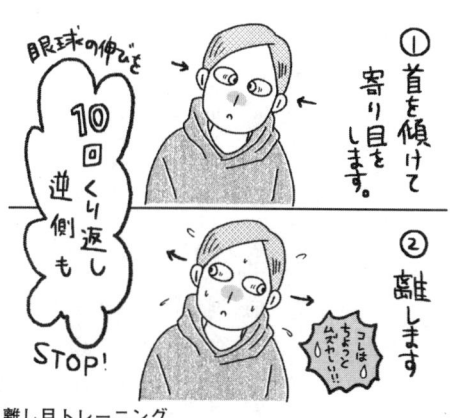

寄り目・離し目トレーニング

★寄り目、離し目トレーニング

目を寄せて、離して、寄せて、離してを10回繰り返します。次に、目は正面を向いたまま、首を斜めに傾けます。右斜めに傾けて寄り目と離し目を10回繰り返します。左斜めでも行い、目の回りの主な筋肉をすべて使うことによって、眼球の伸びを止めます。

★寝たままクロージング

仰向けに寝転がり、目をギューッとつぶります。20秒を10回。朝晩2回。

眼軸の伸びを止めて短くする、眼球のマッサージ、目の血流促進に効果ありです。

5 目の健康対策……視力回復と目の健康回復はイコールです

首から上の目や脳の毛細血管網は超極細で膨大（なんと、1立方ミリメートル当たり1・1メートルつまっています！）。前かがみの姿勢になると脳の血流量は4分の1に激減します。

近視が進み視力が低下することも、近視の合併症で緑内障・網膜剥離・白内障が起こることも、いずれも、血液の量と質に関係しているのです。予防も回復も、同じことをすればよいのです。

◆コラム⑤◆◆◆

目の健康は「ま・ご・わ・や・さ・し・い」が合言葉

▼食は命なり！

今和食が、世界から健康食だと注目されています。ニューヨークなどにもたくさんの和食レストランがあり、人気を集めています。美味しいだけでなく、ヘルシーで、質の良い血液をつくり、血液をサラサラにするからです。

ご飯・みそ汁・にっころがし・煮物・煮しめ・豆腐・納豆・焼き魚・煮魚・ワカメ・のり・寒天・煮豆など。

ま・ご・わ・や・さ・し・い、と覚えてください。「ま」は豆、「ご」はごま、「わ」はワカメ、「や」は野菜、「さ」は魚、「し」は椎茸、「い」は芋です。きれいな血液をつくり血管の弾力性を保てます。食は命なり、です。

では、食べてはいけない物は、

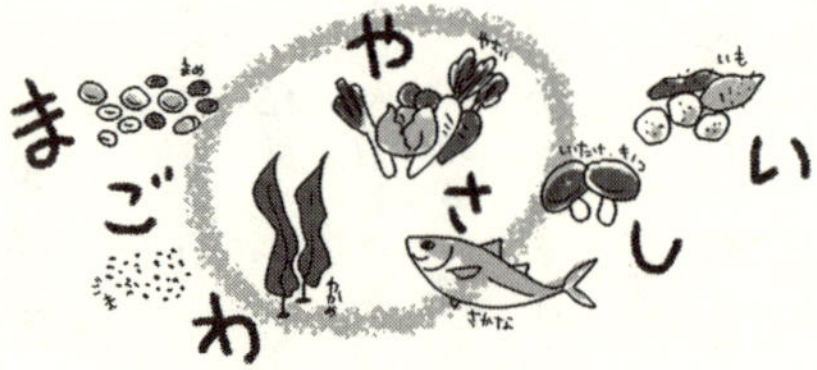

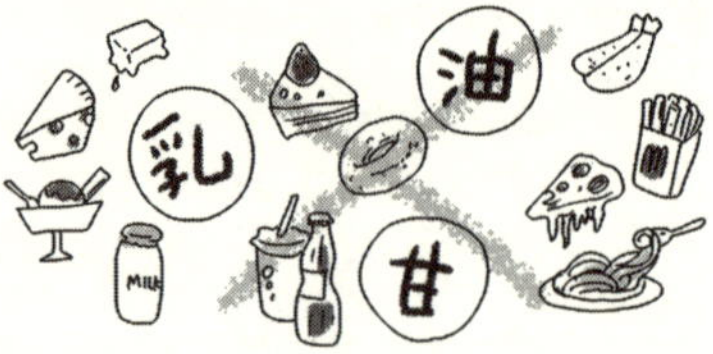

①乳製品
（牛乳・チーズ・ヨーグルト・バター・アイスクリームなど）

②油物
（揚げ物・天ぷら・炒め物・ドーナッツなど）

③砂糖入りの甘い物
（ジュースや清涼飲料水・ケーキなど）

ピザ・ポテトチップスなどは、控えたほうが健康的です。

少し厳しいようですが、とにかく、美味しいから食べるのではなく、体にいい物を食べましょう！

第Ⅱ部〈脳内視力回復編〉INNER VISION

視力回復は、「脳」力開発・心の活性化への最短ルートです

第8章

脳内視力〈集中力・記憶力・想像力〉アップで「脳」力開発

1 目を良くして脳と心を活性化する

目と脳の深〜い関係

どうして、テレビ広告はラジオ広告の何倍も、あるいは何十倍も高いのでしょうか?

それは、視聴者を簡単に「洗脳」できるからです。目には脳を変える力があります。**目で物を見るということは、脳・心・体を変えていく**ことなのです。耳で聞くだけよりも、見るとずっと欲しくなり、購買意欲が上がります。**脳は目からコントロールできる**のです。

見る力は、奇跡を起こす

目を良くして見る力をアップさせると、まるで奇跡とでもいいたくなるようなことを起こす方がしばしばいらっしゃいます。

子どもたちでは、めきめき成績が1番になったり、あるいは志望校に楽々合格したりという例は枚挙にいとまがありません。

次ページの感想文のような、ちょっと嘘なんじゃないか、と思われるような嬉しい報告をたくさんいただいております。これは、目・脳・心が一体であるからです。**目が良くなり、脳と心が活性化してきますと、集中力、記憶力、想像力が飛躍的に向上**します。自然に学力がアップし、運動能力が高まります。大人であれば仕事の能率が上がります。そして心の状態も同時に良くなり、うつ状態から脱出されたというお便りもいただいております。

反対に、目が悪くなりますと、物を見るのがうっとうしくなり、何かをするのが面

— 感想文 —

1番になりました！

伊藤和也様（17歳）

「脳内視力を鍛え、集中力を身につけて、僕は、テストで学年約400名の中で1番になりました。これは1回きりのことではなく、大きな模擬試験では数学だけでしたが、全国で1番になりました。だから、今度からはテストを受けるのがとても楽しみになっています。

高校に入るときは、グループ合格といって、ビリから何番という補欠合格みたいな入学をしましたが、今では上から数えた方が早い順位になっています」

倒になります。物も覚えにくくなりますので、イライラしたり、ものを誤ったりします。自信までなくすケースもあります。これでは**自分の中にある潜在能力**を発揮できません。

2 見る力は生きる力！

目が悪いと「見る力」が働かず、何をやってもうまくいきません。しかし、本当に「見る」ということは、どういうことなのでしょうか？

目が悪いと、やる気がなくなります。人間の中に潜む生きる力が発揮できなくなるからです。これは、メガネやコンタクトをしても同じことです。なぜなら、「見る力」は落ちたままだからです。メガネ等をしているときにしか、力を発揮できません。

まず、目が悪いと脳と心が働きません。体力・学力・気力・集中力・想像力・記憶力・理解力・判断力・認識力など、様々な「生きる力」が激減します。私は、この生きる力を、「脳内視力」と呼んでいます。

さて、論より証拠。「見る力」が「生きる力」であることを証明する一例を紹介します。

二人組になってください。一人は手をまっすぐ正面に上げ、伸ばしたまま思いきり

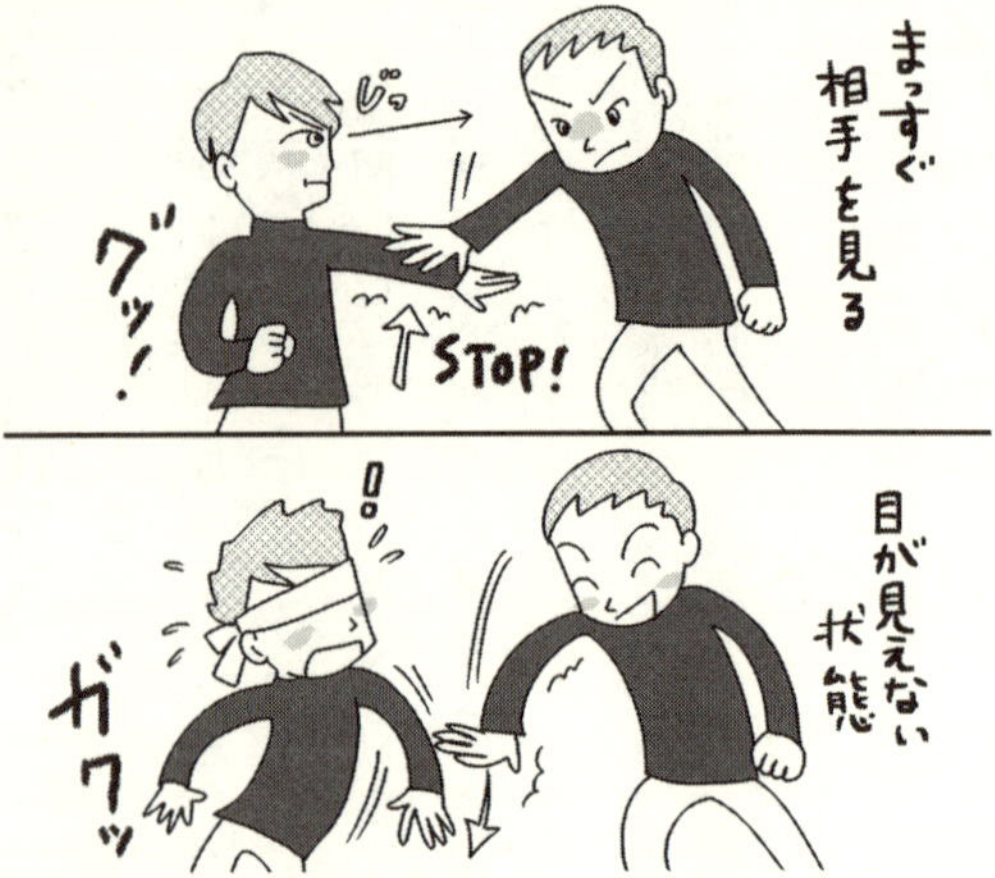

力を入れます。もう一人は、それを上から押さえつけて下におろそうとします。

どうでしたか、力を入れていますから、なかなか手は下がりません。

では次に、力を入れてまっすぐ手を出している人が、目隠しをします。目が見えない状態にするのです。そして、もう一度同じ実験をしてみてください。

不思議なことが起こったはずです。手はいとも簡単に下におりていきました。

そうです。「見る力」が働かないと、脳と心が混乱して力が出ないのです。

3 「集中力は現在視力、記憶力は過去視力、想像力は未来視力」です！

前頭葉でイメージを見る働きを「脳内視力」と私は名付けています。この「脳内視力」を上手く使うことが大切です。集中力・記憶力・想像力がその代表です。脳内視力を使えば実力や才能を脳から引っ張り出せます。

脳は１秒間に、実に10億ビットの情報を得ます。日本語の１字は約５ビットですから、私たちの目が覚めている間、１秒間におよそ２億字分の情報が無意識の内にどんどん飛び込んでくるわけです。しかし、無意識的に２億字の情報を得ながら、その中で自覚できる情報数は１秒間に１００ビット、つまり20字しかないのです。脳に入ってくる情報のほとんどは自覚すらされず、利用できていないのです。

「見る」ということに関しても同じで、私たちが「見ている」と自覚できているものは、無意識に入ってくる情報の内の微々たるものです。

意識に上らない無自覚の莫大な情報を、脳内視力を使って引き出せるようになれば、才能や実力を充分に発揮して人生をより良いものにすることができます。

百聞は一見にしかず

昔から「百聞は一見にしかず」といいます。これは科学的にも正しいことわざです。

耳から入る情報は1秒間に8０００ビットといわれています。目は同じ1秒で、その5００倍を優に越える4３０万ビットを受け入れます。「百聞」は8０００ビット×1００で80万ビットですので、1秒で4３０万ビットの「一見」にはるかにおよびません。1回見る方が1００回聞くよりもはるかに情報量が多いのです！

「見る」ことの重要性がここに感じ取れます。

脳内視力その①　集中力の鍛えかた

集中力とは、心がよそ見をしない状態です。幼児期までは、皆が持っていた力です。大人になるにつれ、雑念が邪魔をするようになります。集中状態を身に付ければ、勉強も仕事も確実に効率がアップします。

目から集中力を鍛える

集中力に一番必要な目の力は、**焦点維持力と両目のバランス維持力**です。焦点維持力とはピントを合わせ続ける力であり、両目のバランス維持力は両目でバランス良く物を見続ける力です。いずれも、現在の物を見る視力（現在視力）です。

Ａ　Ａ　Ａ　Ａ　Ａ

★焦点維持力トレーニング

Ａの字を五つ、大きいものから小さいものまでそろえます。大きいものから小さいものまで、一つ一つにしっかりピントを合わせながら10秒で往復してください。これを、7秒・5秒・3秒・1秒で行います。焦点維持力が身に付きます。

★両目のバランス維持力トレーニング

上の、一番大きいＡの字を使います。Ａの字を右目で3秒見たら次に左目で3秒見て、最後に両目で3秒見ます。大切なことは、両目にしたとき、Ａの字がスーッと一つになることです。両目にしたとき、Ａの字がだぶっていたり、ぼやけていたりするのはいけません。今度は反対に、左目で3秒見たら次に右目で3秒見て、最後に両目で3秒見ます。これを小さなＡの字でも行ってください。

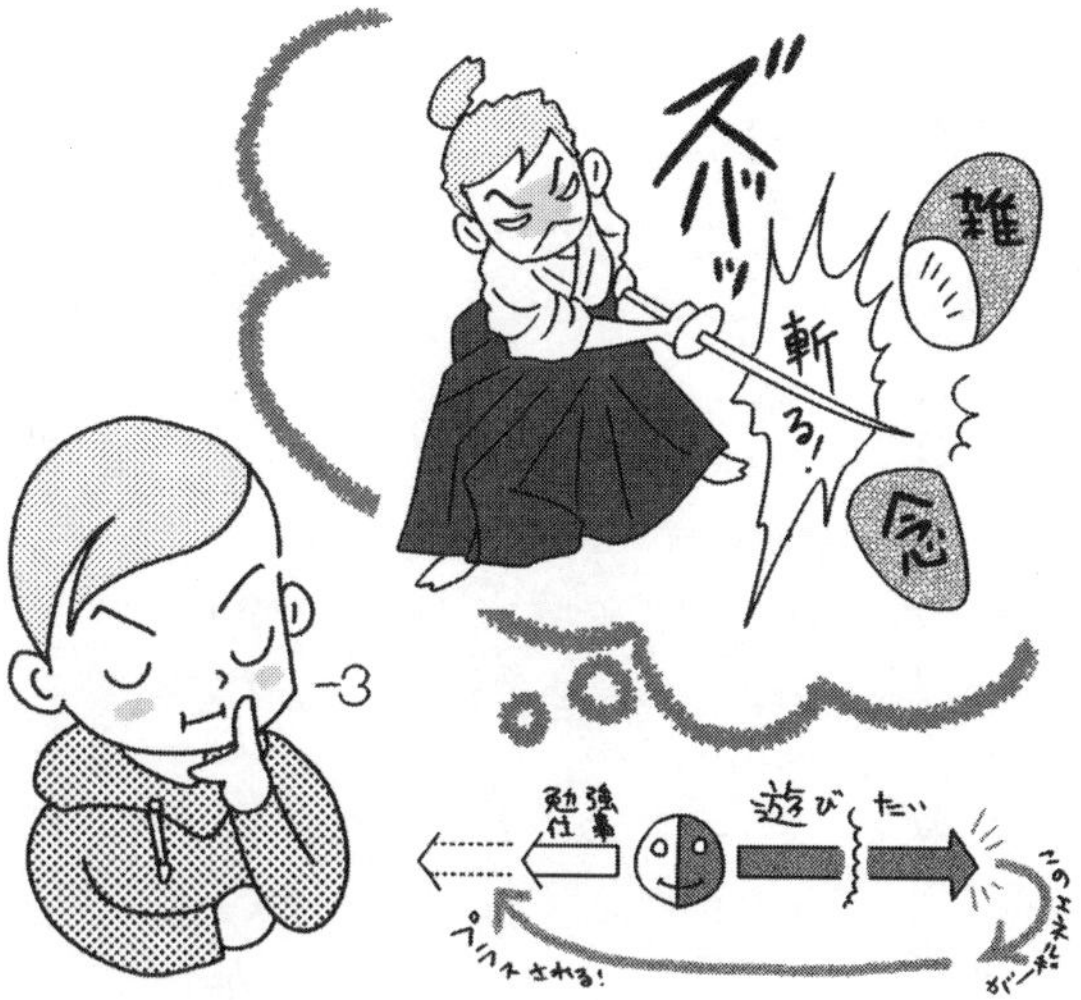

脳から集中力を鍛える

集中するとき一番邪魔になるのが、頭の中で発生する雑念です。雑念のない人はいません。しかし、自分で自分の脳をコントロールするのはとても難しいものです。そこで、ある種の思い込みの力を借ります。

何でも結構ですので、「エイッ」とか「集中!」など、自分のおまじないを決めてください。集中しなければいけないときに雑念がわいてきたら、それを念じ、同時に雑念を切り捨てるイメージをします。子どもだましのようですが、何度も何度も繰り返しトレーニングすると、本当によく効くようになります。

脳内視力その② 記憶力の鍛えかた

記憶力とは、物を覚える力です。記憶力は、情報を「入力する」力、情報を「維持する」力、情報を「出力する」力の三種類の力で成り立っています。一般にいわれる頭のいい秀才は、これらの記憶力が優れているのです。

目から記憶力を鍛える

記憶力に一番必要な目の力は、瞬間視力です。そして、瞬間記憶を固定化する間を置かない繰り返し＝復習力も大事です。現在の視力で見た物も、見た瞬間から、時間は過去に流れていき、自動的に脳の記憶の中にしまい込まれます。そして、過去視力

りんかな
いちみご
んごなば

んごごな
かちんな
みいりば

として活躍するのです。

★瞬間視力トレーニング

次ページに3つの図があります。一つにつき1秒ずつ見て写し取ります。答え合わせをしてください。どうでしたか? 10分後にもう一度行ってください。正答率が向上するはずです(図と模様を、横にしたり斜めにしたりして、何度も使ってください)。

脳から記憶力を鍛える

脳が記憶力を発揮するためには、**物事を秩序立てて整理する力**が必要です。たとえば、次の問題を解いてください。上図右側の12字を1秒だけ眺めて覚えてみます。次に、左側の12字を

え	く	あ
か	う	お
い	き	け

△	○	
		×

●		○
×	☆	
		△

無里夢霧
心以伝心
五下中我
天中太平

医源食一
新乱出知
退温同処
故不進心

1秒で覚えてみてください。

どうでしたか。秩序立てて整理するとこんなに覚えやすいのです。目と脳をフル稼働して瞬間的に秩序立てる訓練をしましょう。

★四字熟語トレーニング

上部左と右にそれぞれ16個ずつ、漢字が秩序なく並んでいます。素早く秩序立てて、四字熟語を作ってください（答えは178ページ）。

脳内視力その③　想像力の鍛えかた

チャップリンの映画『ライムライト』の中に、子どもの頃お父さんにおもちゃを買ってとおねだりすると、お父さんは頭をさして、「おもちゃはこの中に詰まっているんだよ」といったというシーンが出てきます。脳の想像力がおもちゃになるというわけです。

目が良くなり想像力が向上しますと、ひらめく力が発達します。視力が回復するときに、その前触れとして、**一瞬パッと見える視力の「ひらめき」**が頻繁に出るようになります。これも、想像力のなせる技です。未来を予測する未来視力なのです。

目から想像力を鍛える

想像力に一番必要な目の力は、距離や時間、色や形などの**推測力**です。

★距離感トレーニング

予測してみましょう。

- **肘から指先まで何センチ？**
- **膝から床まで何センチ？**
- **机の端から端まで何センチ？**
- **お父さん、お母さん、娘さん、息子さんの身長は何センチ？**
- **両手を広げたとき端から端まで何センチ？**
- **東京から大阪まで何キロ？**
- **北海道から沖縄まで何キロ？**
- **東京からロンドンまで何キロ？**

★色のトレーニング

次の色を混ぜると何色になりますか？　想像してから、実際試してみてください。

赤＋青＝？　　黄＋緑＝？　　茶＋黄緑＋白＝？　　赤＋黄＋緑＝？

★空間認識トレーニング

次の展開図の中で、きちんと立方体に組み立てられるものはどれでしょう（2つあります）。

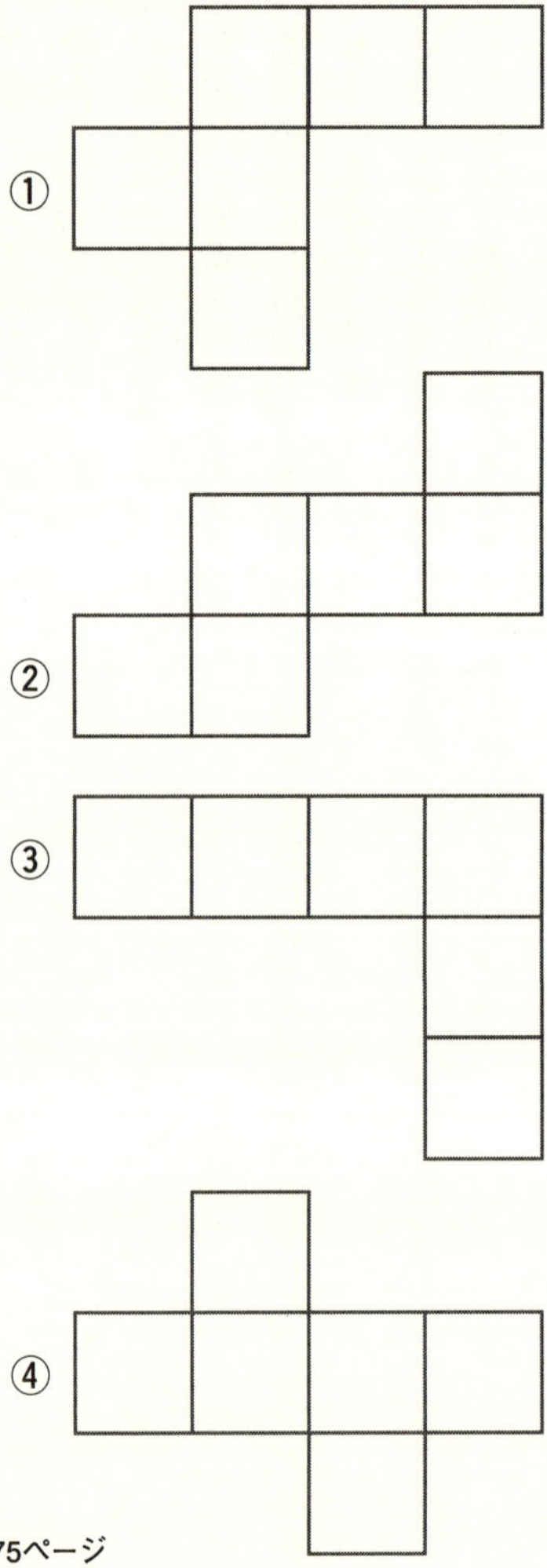

答え175ページ

脳から想像力を鍛える

天動説、地球球体説、重力の存在など、歴史をひっくり返すような発見や発明・技術革新は、すべて想像力の産物です。**目から入った情報（現在視力）を、記憶（過去視力）に落とし込み、それをネタとして組み合わせ想像し（未来視力）、新しいものごとを創造する**のです。

そのとき、一番邪魔になるのが「常識」です。常識のウソを捨てるトレーニングをしましょう。また、クイズなどで脳を柔軟にしましょう。

★常識のウソを捨てる！　トレーニング

「コレステロール」について考えてみてください。「コレステロール」と聞いて、何を思い浮かべ、考えたでしょうか？

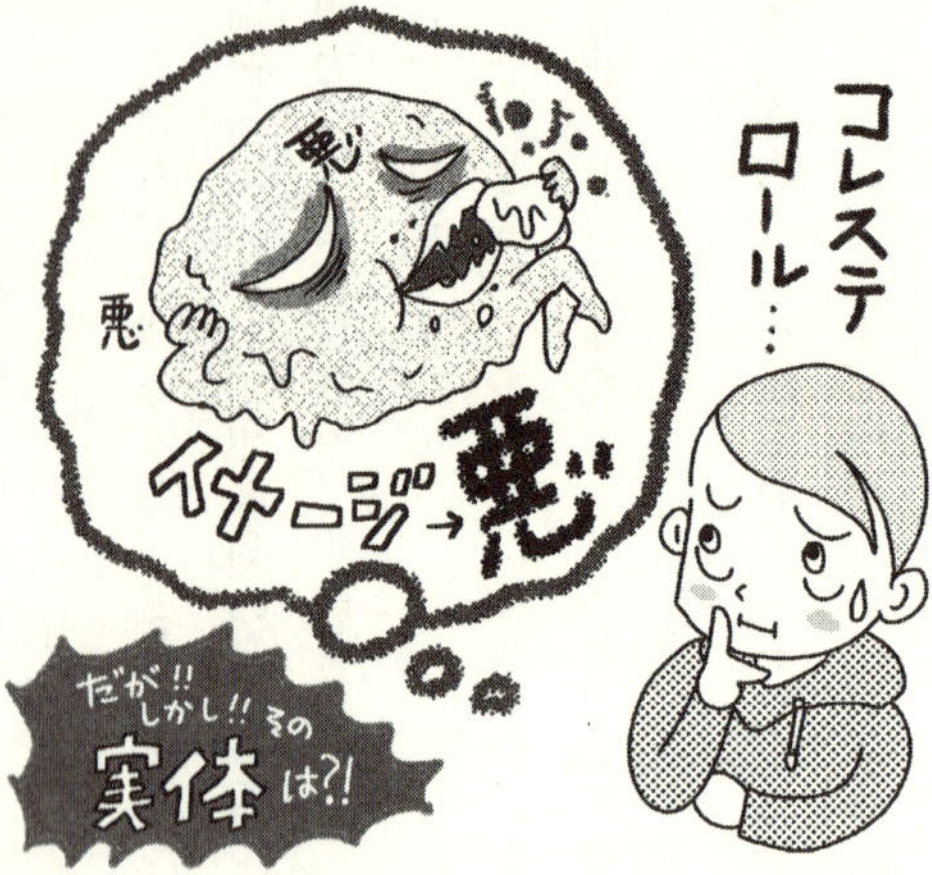

……実は、コレステロールは健康の味方で、脳にとって重要な物です。脳の乾燥重量の約半分は脂質です。リン脂質とコレステロールです。体にとって不可欠です。コレステロールの血中濃度が高い人は脳梗塞の発症が少なく、認知症やアルツハイマーの発症率も少ないのです。コレステロール値が基準値以下の人よりも、二四〇くらいの高い人の方が長生きで発ガン率も低いのです。コレステロールは、細胞膜の成分であり、また女性ホルモン・男性ホルモン・抗ストレスホルモンの材料でもあります。体に必要な物ですので、ただただ排除することだけを考えるのはやめましょう。（参

考『薬をやめると病気は治る』安保徹著、マキノ出版・『医学常識はウソだらけ』三石巌、クレスト社）

どうでしたか？　そこらで聞いた話から、間違ったイメージだけを持ってはいませんでしたでしょうか。

オマケのなぞなぞも出しておきます。頭を柔らかくするのに、なぞなぞは有効です。

1．疲れているのについついしてしまうムリは何？

2．ビルはビルでもしゃべれるビルはどこにある？（答えは186ページ）

172ページの空間認識トレーニングの答え……②と④

コラム⑥

仙薬・紅豆杉《こうとうすぎ》エキスでアレルギー、アトピーとさようなら

▼ストップ！　ステロイド

アレルギー、アトピーに安易に、そして誤った方法でステロイドを使用すると、ステロイド白内障・緑内障・網膜剥離を発症することがあります。それも、10代の方からの相談が多くなっています。

アレルギー、アトピーは今の医学では治せません。抑えるだけです。私も20代のとき、風邪で高熱が続いて医者に処方された抗生物質を長期使用したため、血球破壊によるアレルギーになり、ひどい花粉症になりました。呼吸困難になり夜眠れないこともありました。

35年経過した今では、あと1、2割を残して自分で治しました。免疫力を高め体質を改善するしかないのです。

紅豆杉摂取後の症状改善率（即効性）　被験者66人

症状	都心地区 30分後の改善率	都心地区 2時間後の改善率
くしゃみ	44.4%	44.4%
鼻水	88.9%	87.5%
鼻閉	87.5%	100%
鼻・喉のかゆみ	62.5%	100%
目のかゆみ	88.9%	100%
涙目	100%	100%

この経験から、アレルギー、アトピーの方の気持ちが痛いほどわかるのです。

▼アレルギー、アトピーを紅豆杉エキスで撲滅

アレルギー、アトピーの人は、水晶体や視神経、網膜もアレルギー、アトピーになっています。アレルギー、アトピーはステロイドで抑えて一時しのぎをしてはいけません。

上の表を見てください。これは、第52回日本アレルギー学会で発表された北里大学免疫学研究室の紅豆杉に関するデータです。

改善率の数字もさることながら、飲んで30分という即効性にも驚きです。しかも、副作用が一切ありません。

紅豆杉は秦の始皇帝ゆかりの不老不死の仙薬で、中国雲南省の標高四千メートル付近に自生する地球最古の樹木といわれ、平均樹齢なんと三千年だそうです。幹周5～6メートル、樹高20メートルの巨木です。この仙薬がアレルギーに効く理由は、紅豆杉が「涙目・目のかすみ・くしゃみ・鼻水・鼻づまり」の原因物質の過剰分泌を抑制するからです。

秦時代からの仙薬で免疫力を高め、アレルギー、アトピーに退散してもらいましょう。

169ページ四字熟語トレーニングの答え
右側…五里霧中・以心伝心・無我夢中・天下太平
左側…温故知新・一心不乱・医食同源・出処進退

4　毎日10分で目と脳を元気にするトレーニング

目と脳は一心同体ですから、脳を元気にすれば目も同時に元気になります。時間・空間・感覚・体温を利用して脳を活性化します。脳は全身のキーステーションです。

①ペンとキャップでトレーニング

ペンを１本用意します。キャップを１秒ごとに自由に移動させ、ペンをキャップにさしていきます。（１８０ページ参照）はじめは両目で行い、次に、右目だけ、左目だけで行います。朝晩２～３分。

視点移動能力、**両眼視能力**、**空間認識力**、**目と脳の共同作業（反射神経）**、**ターゲティング能力**を高めます。

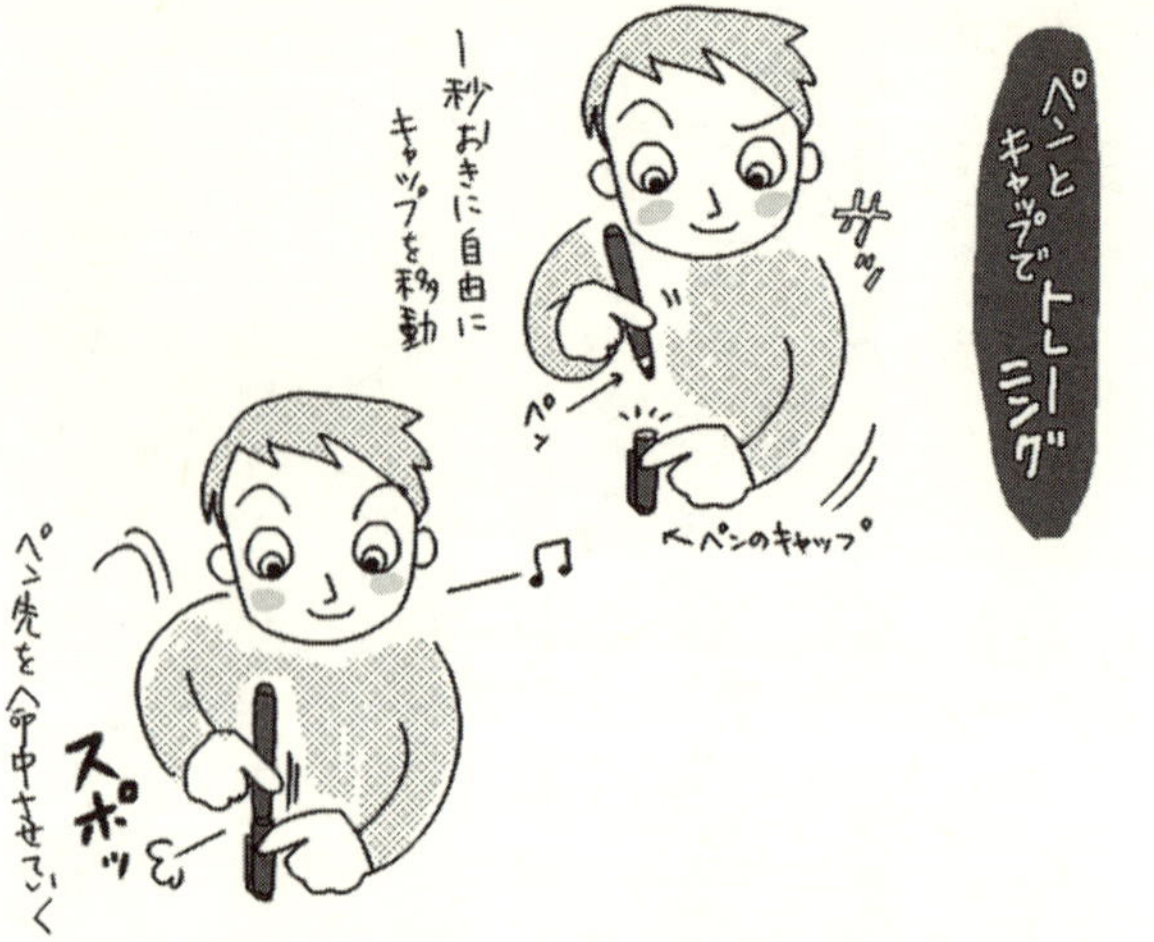
ペンとキャップでトレーニング
1秒おきにキャップを自由に移動
ザッ
ペン
ペンのキャップ
スポッ
ペン先を命中させていく

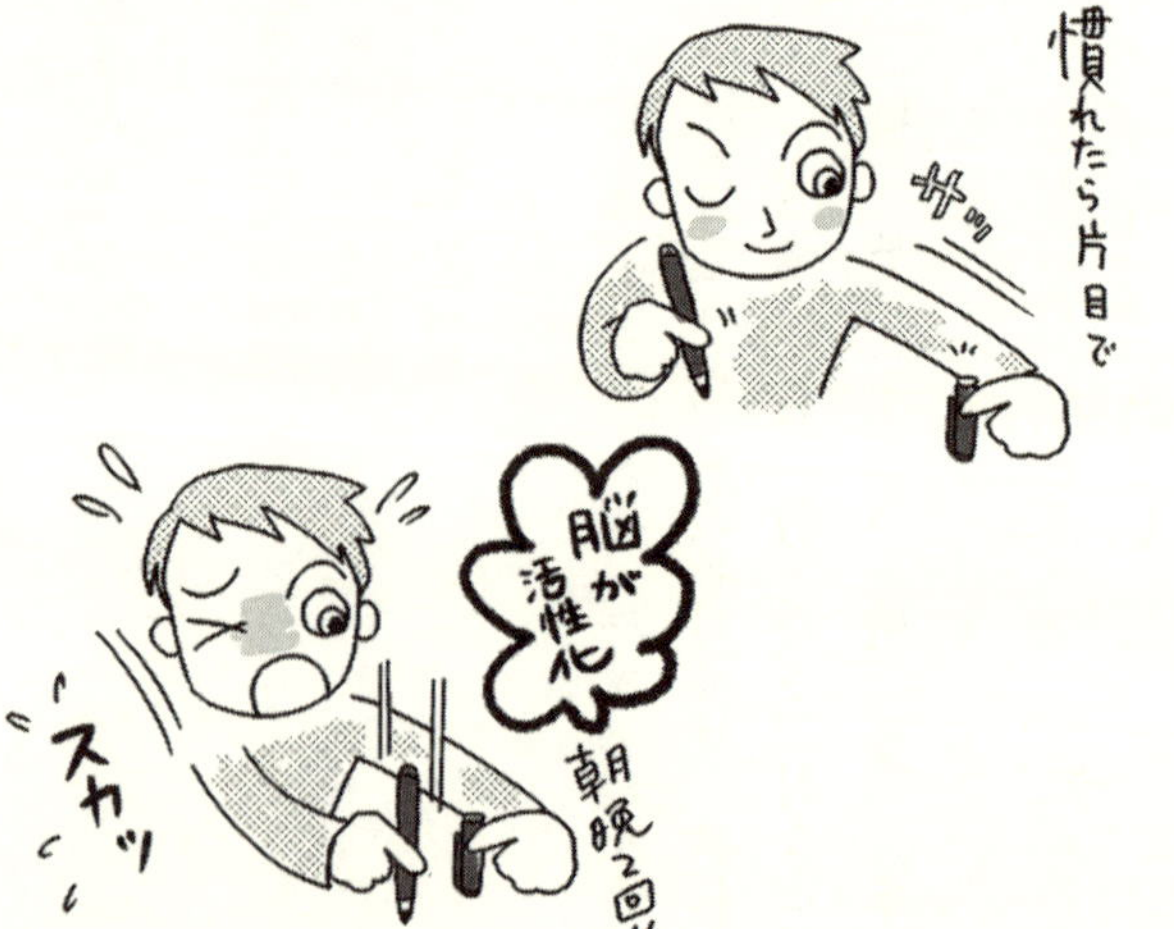
慣れたら片目で
ザッ
脳が活性化
朝晩2回!!
スカッ

※ケガ防止のため、ペンのとがってないほうを使ってください。

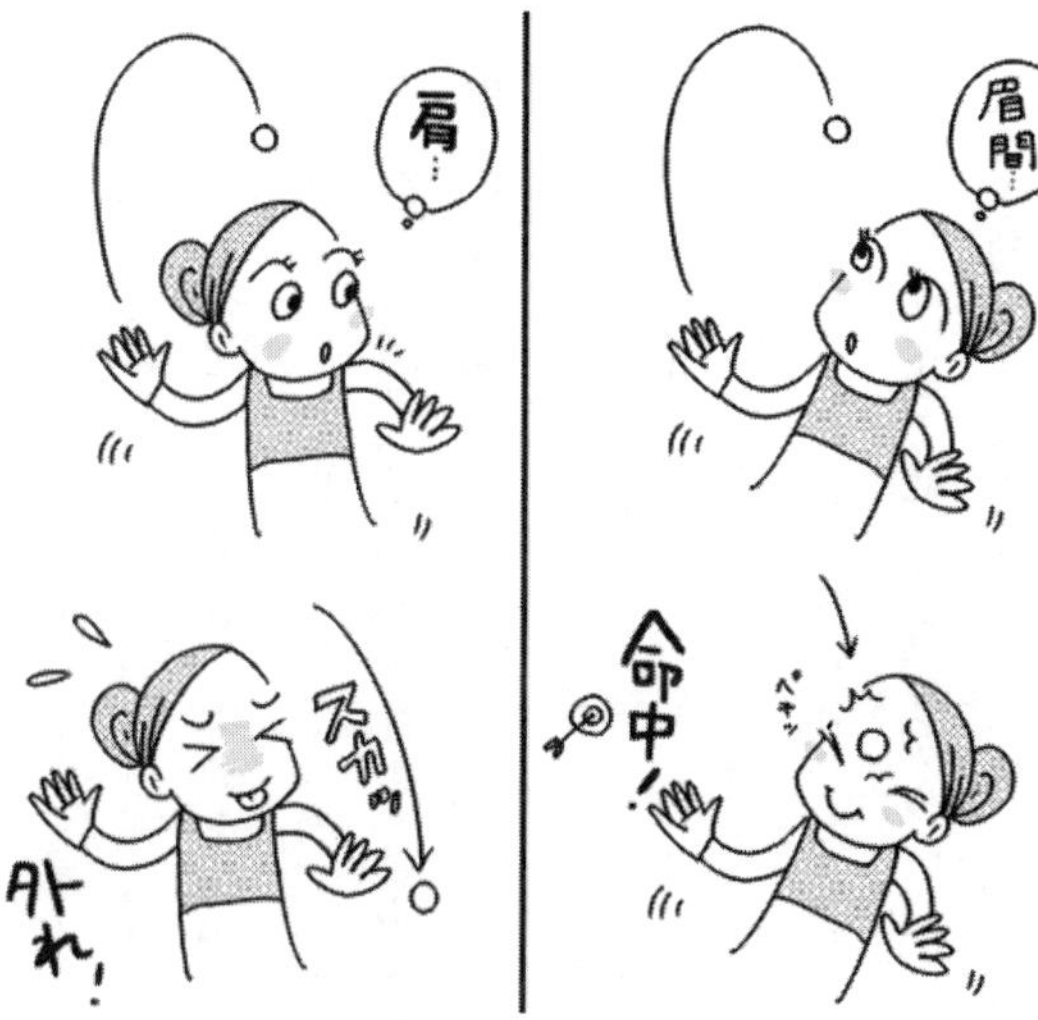

②ピンポントレーニング

ピンポン玉がある人はピンポン玉を、持っていない人は紙を丸めてボールを作り、それを使用します（便宜上、言葉はピンポン玉で統一します）。

初めは両目で行います。ピンポン玉を上に向けて放り投げ、落ちてくるところに顔を合わせ、眉間に当てます。だんだん高く放り投げます。次に、当てる場所を耳・肩・ひざ・肘などに移動します。右目、左目でも同じことをします。朝晩2〜3分。

深視力、両眼視能力、空間認識力、反射神経を高めます。

③　首回しロープ法

両手でロープを持ち、片手は目の前に、片手は伸ばして遠くにやる状態にします。ロープの近くから遠くへ、首を回しながら視線を移動させます。次に、首を回しながらロープ上を遠くから近くに視線を動かします。これを1セットとして5回繰り返してください。逆回りでも、同じように行います。朝晩2回。

首・肩こり解消、周辺視野拡大、限界視野情報収集、不同視改善、両脳のバランス回復、空間認識修正など。

④　逆さ読みトレーニング

新聞や本を後ろから一文ずつ読み、意味を把握します。一段落読んだら全体を一言でまとめてみます。次に、右上から左下へ（10行くらいを目安に始め、だんだん増やします）、周辺情報を取り込みながらゆっくり読みます。内容を把握します。

視点移動、周辺視野拡大、読解力・理解力とそのスピードアップなど。

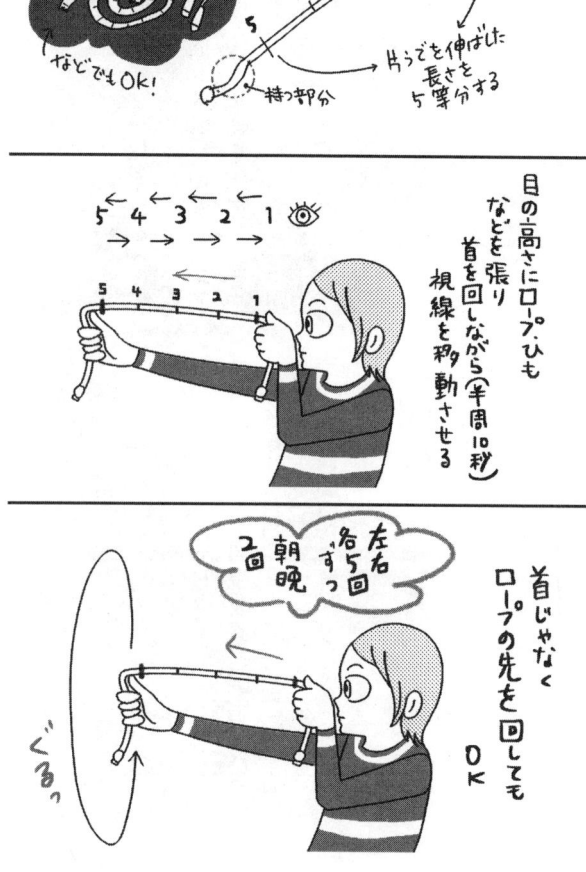

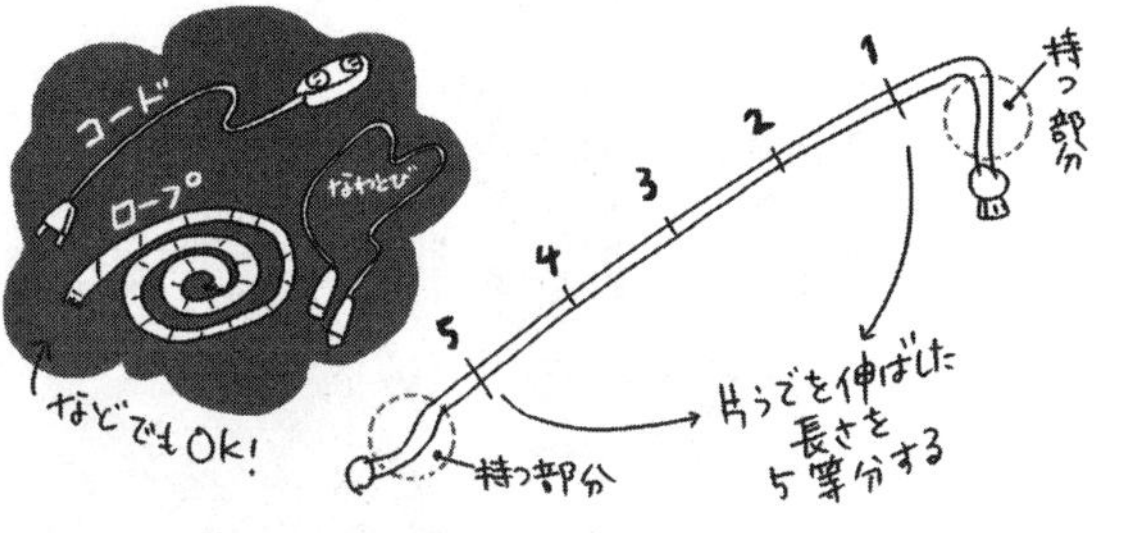
コード
ロープ
なわとび
などでもOK!
1
2
3
4
5
持つ部分
片うでを伸ばした長さを5等分する
持つ部分

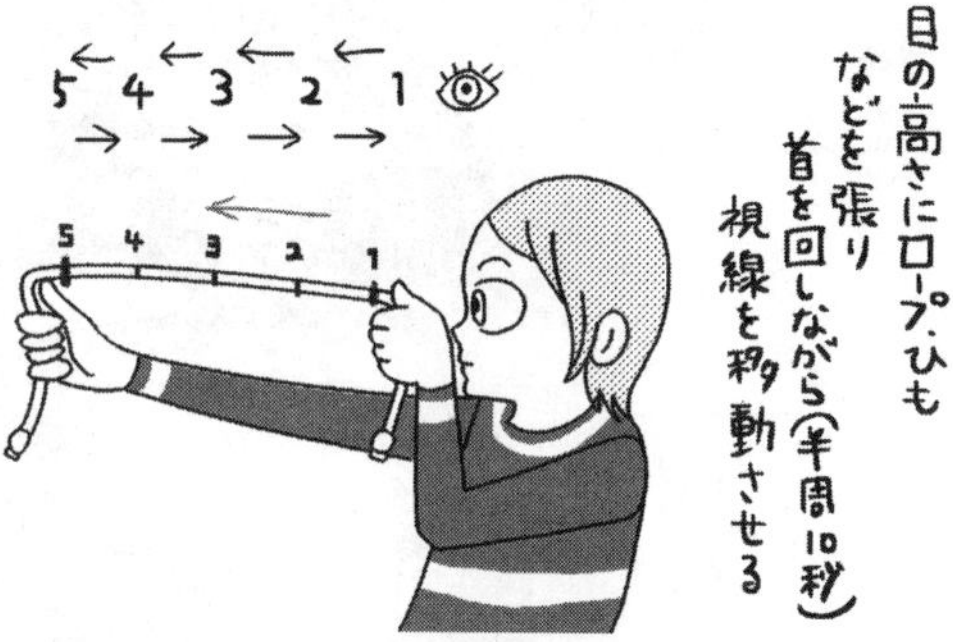
5 4 3 2 1
5 4 3 2 1
目の高さにロープ、ひもなどを張り
首を回しながら(半周10秒)
視線を移動させる

左右各5回ずつ
朝晩2回
首じゃなくロープの先を回してもOK
ぐるっ

3D立体絵

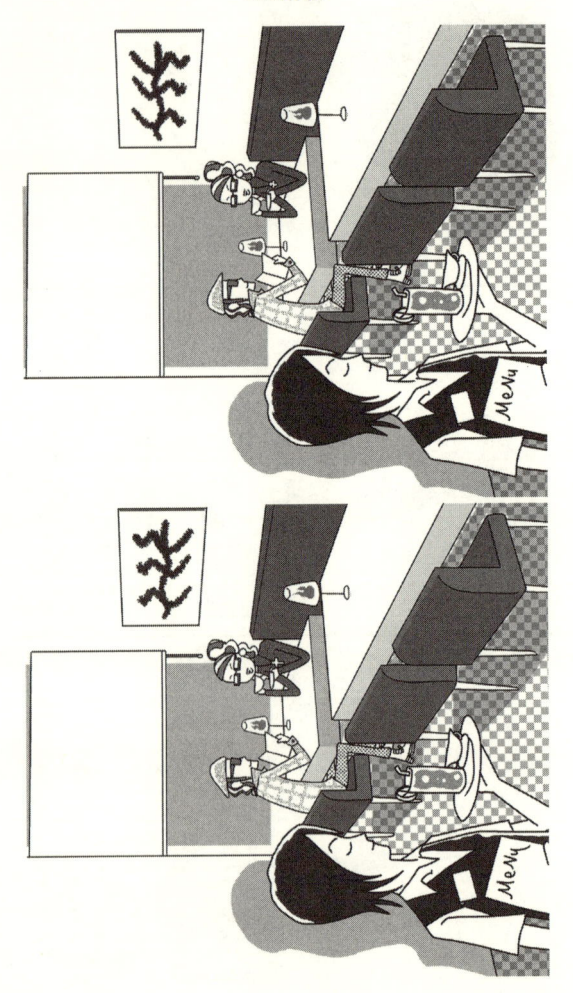

⑤３Ｄ間違い探し

右の３Ｄ立体絵を交差法（寄り目でやります）と平行法（遠くの一点を見つめ、そこにピントを合わせた状態で絵を目の前にかざします。このとき、決して絵にピントを合わせないようにしてください）で行います。近視の人は、なるべく平行法で行います。遠視・老眼の人はなるべく交差法で行います。ちらちらするところが間違いです（５か所あります）。答えは「おわりに」の最後にあります。

目をキョロキョロする筋肉の強化、融像力強化、記憶力強化、脳のアンバランス回復など。

⑥脳のへそ曲がり修正法

目を閉じてまっすぐ歩いてみてください。右か左に曲がるはずです。脳の地図通りに曲がりますので、脳のへそ曲がりの具合がわかります。右に曲がった人は右方向を、左に曲がった人は左方向を１、２分見ます。その後、目を閉じてまっすぐ歩くと、不思議にまっすぐ歩けます。**脳内地図の正常化、乱視修正。**

⑦タイムショック法

時計を目の前に置きます。時間を見て目を閉じます。1分たったと思ったら目を開けます。どれくらい誤差があるか確認します。これを繰り返し、時計時間と脳内時間（脳内時計）を一致させます。朝予定通りに起きることができるようになりますし、物事が計画通りに進められるようになります。

⑧体温アップ法

脳の血流をよくし、免疫力を高めて基礎代謝力を上げます。脳も体も温めると活性化します。41〜42度のお風呂に15分くらい入ります。じっとりと汗をかくくらいです。これを、週2〜3回やってみてください。体温が上がり脳の血流も上げ、免疫力が高まります。体温が1度上がると免疫力は37％アップします。

また、体を修復してくれるヒートショックプロテインの分泌が増えるので、**緑内障・白内障・網膜剥離の防止**にももってこいです。

175ページのなぞなぞの答え…1．居眠り　2．顔にある。つまりクチビル。

おわりに

日本人の視力の現状は、以下のとおりです。気づいてほしいのです。手遅れにならないために。

日本人の9割が近視（視力1・0以下）という現状

〈子ども〉18歳未満
・子どもの55％は視力が0・1以下（当センター調べ）。
・ほとんど全員が遺伝性の近視で強度近視になりやすい（当センター調べ）。
・親が20～30年でなった中・強度近視を10歳で超えている。
・近視の合併症である緑内障や白内障の相談が出はじめた。
・遠視の強度化や弱視の相談が最近、非常に増えてきた。

〈社会人〉
・パソコン近視・ストレス性近視激増。
・20歳を過ぎても近視が進行する。睡眠・食欲・体温・免疫とも関係があり、慢性疲労からのうつ症状が出る人が多い。
・20~40歳代で近視の合併症としての緑内障・白内障になる人が増えてきた。
・30歳代で老眼になる人が出てきた。

〈中高年〉
・40歳以上の人口、いわゆる「老眼人口」は、6800万人にのぼる。
・近視を放置していた人の多くが40歳を超える頃から緑内障の傾向を示す。

視力を取り戻す上で大切なことは、視力回復トレーニングで屈折度数（近視度数・乱視度数）を良くすることです。そうすれば、回復した視力が保てます。

そして、目は脳と心に重大な影響を及ぼすことを認識してほしいのです。

中川式ビジョン・セラピーは、単なる視力回復法とは違い、目を通して脳と心を活性化するトータルケアシステムです。

中川式ビジョン・セラピーの三本柱

1．視力回復…「現在の視力」回復〈目のトレーニング〉

目を酷使してストレスを溜め込む生活習慣を改め、正しい目の使い方を体得して**目の視力を回復**する。

見る

・子どもから大人までの近視・乱視・遠視・斜視・弱視
・社会人のパソコン近視やドライアイ
・中高年の老眼対策
・近視の合併症（緑内障・白内障・網膜剥離・黄斑変性症）対策
・スポーツ視力トレーニング

2. 脳内視力回復…「過去の視力」回復　〈脳のトレーニング〉

脳の働きを高め、頭の中にある過去のぼやけた目で見た視覚情報を修正します。意欲（やる気）を高め、自信を付け、集中力を中心に記憶力、想像力、創造力等の**脳の視力を回復**します。

考える

・意欲（やる気）アップ　・自信アップ　・集中力アップ
・記憶力アップ　・想像力アップ　・創造力アップ
・学力アップ

3. 潜在能力開発…「未来の視力」回復　〈心のトレーニング〉

潜在意識を活用して才能や実力を発揮して夢や目標を実現するための**心の視力を回復**する。

感じる

・前頭葉を鍛える
・才能や実力を磨く
・夢や目標を実現する

〝食べたもの〟が消化・吸収され、〝からだ〟の栄養になるように、〝見たもの〟は記憶され、〝脳〟と〝心〟の栄養になります。すなわち、視力は自分自身です。

この本を読まれることで、視力回復され目を良くすると同時に、脳と心のパワーを取り戻されることを切に望む次第です。

二〇〇九年七月吉日

中川和宏

184ページ　3D間違い探しの答え：メニューの文字、男性の帽子の向き、壁にかかった絵、女性のペンダント、手前のテーブル上のランプの炎

中川式ビジョン・セラピーの全体像

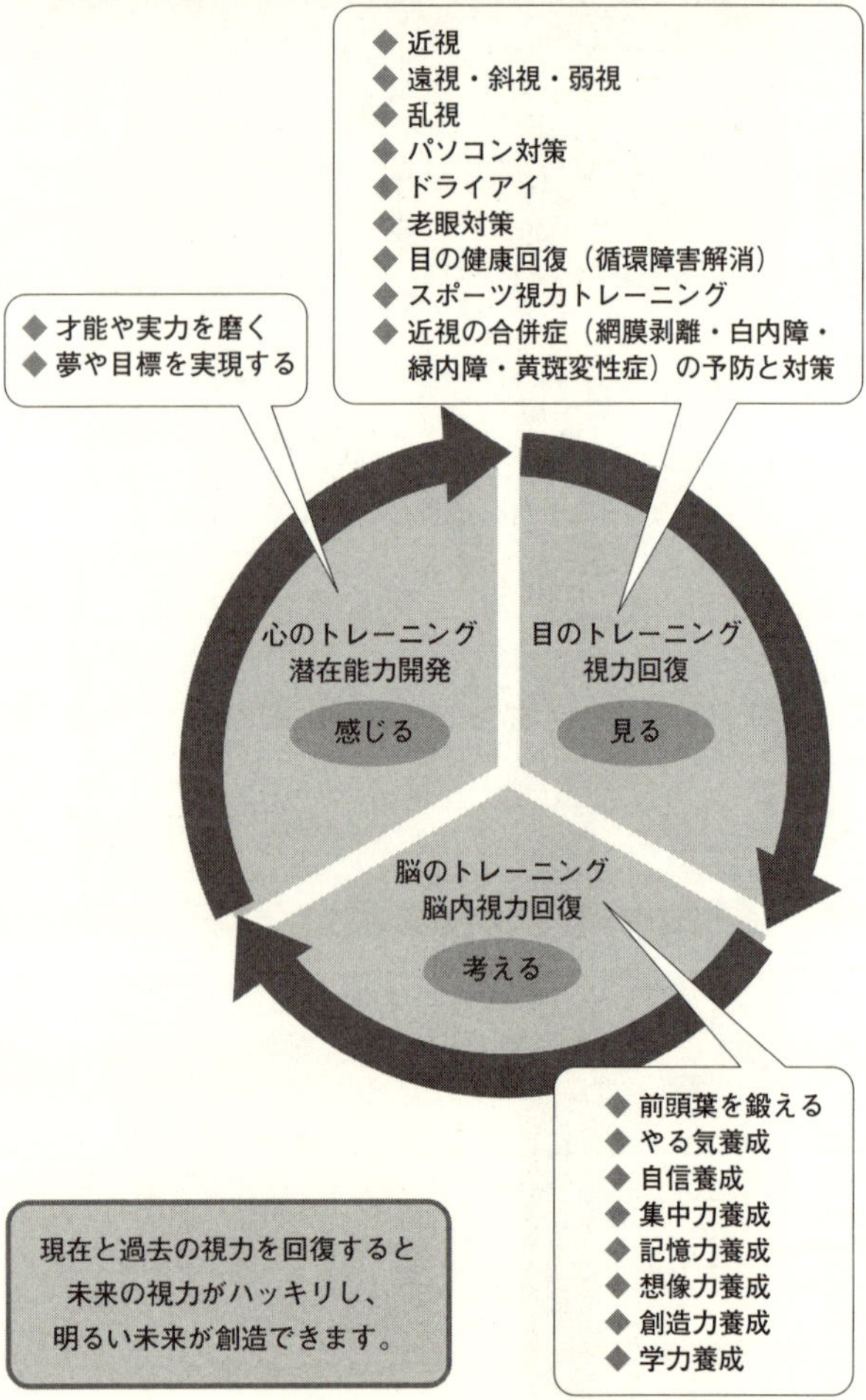
◆ 近視
◆ 遠視・斜視・弱視
◆ 乱視
◆ パソコン対策
◆ ドライアイ
◆ 老眼対策
◆ 目の健康回復（循環障害解消）
◆ スポーツ視力トレーニング
◆ 近視の合併症（網膜剥離・白内障・緑内障・黄斑変性症）の予防と対策
◆ 才能や実力を磨く
◆ 夢や目標を実現する
心のトレーニング
潜在能力開発
感じる
目のトレーニング
視力回復
見る
脳のトレーニング
脳内視力回復
考える
◆ 前頭葉を鍛える
◆ やる気養成
◆ 自信養成
◆ 集中力養成
◆ 記憶力養成
◆ 想像力養成
◆ 創造力養成
◆ 学力養成
現在と過去の視力を回復すると
未来の視力がハッキリし、
明るい未来が創造できます。

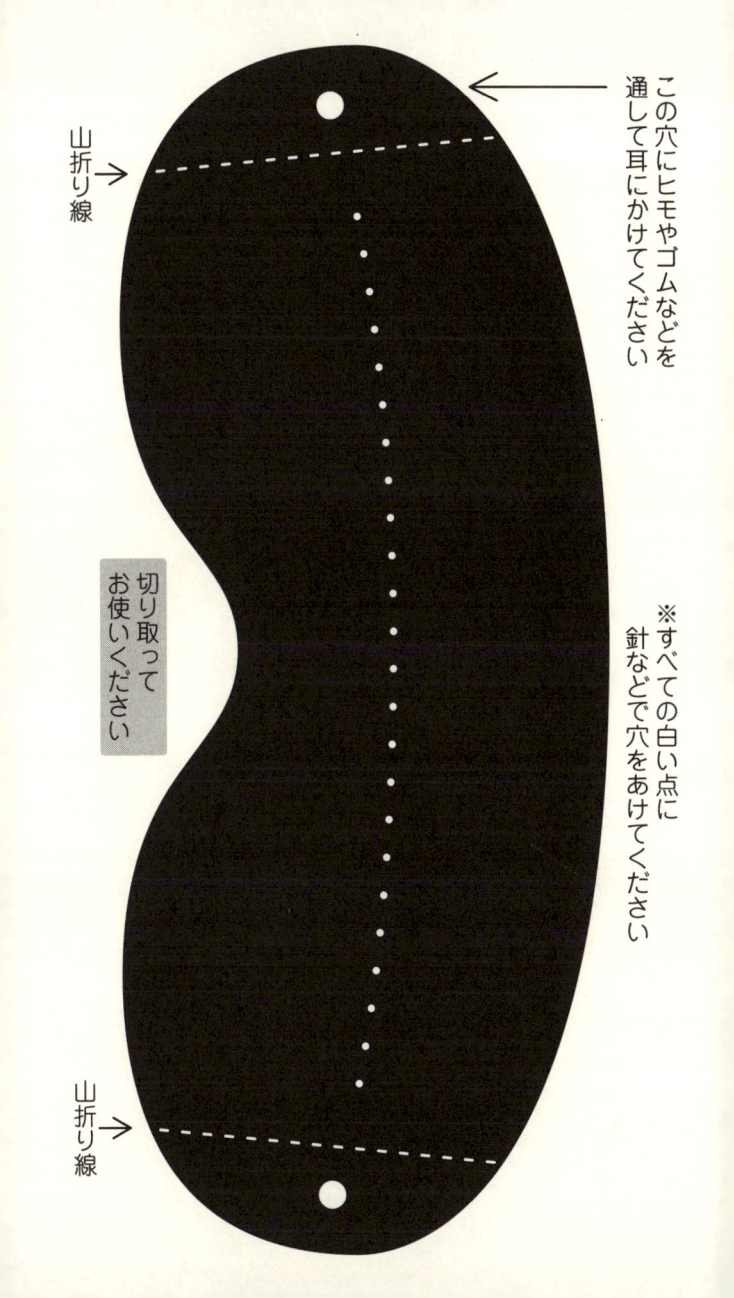

この穴にヒモやゴムなどを
通して耳にかけてください

※すべての白い点に
針などで穴をあけてください

切り取って
お使いください

【著者略歴】

中川和宏（なかがわ　かずひろ）

1953年生まれ。広島県出身。

早稲田大学政経学部卒。ボルチモア視力眼科アカデミー研究員。

アメリカ視力眼科振興財団所属。

1981年“情報化社会における日本人の目と脳を守る”ことを主旨として「ビジョン・フィットネスセンター」と「集中力塾」を設立する。

東洋哲学をベースに、世界初の屈折度数を改善し視力を回復する独自の中川式ビジョンセラピーを確立する。

目を鍛える分野として、視力回復・コンピュータ対策・パイロットビジョン・老眼対策・スポーツ視力トレーニング・眼病予防と対策（目の視力回復）、脳と心を鍛える分野として、やる気・自信・集中力・記憶力・想像力などの潜在能力開発（脳と心の視力回復）を領域とする。著書に『眼の老化は「脳」で止められた！』（青春出版社）など。

【本文イラスト】桂　早眞花
【装　　丁】根本佐知子（Art of NOISE）
【装　　画】瀧澤徹
【参考文献】『5分で目がよくなる3Dの不思議な目の旅』中川和宏著、中経出版

遊び感覚で目がよくなる！

一番やさしい視力回復法

2009年 8 月 6 日　第 1 版第 1 刷発行
2009年12月24日　第 1 版第 2 刷発行

著　　者　中　川　和　宏
発 行 者　安　藤　卓
発 行 所　ＰＨＰ研究所
東京本部　〒102-8331　千代田区一番町21
ビジネス出版部　☎03-3239-6257（編集）
普及一部　☎03-3239-6233（販売）
京都本部　〒601-8411　京都市南区西九条北ノ内町11
PHP INTERFACE　http://www.php.co.jp/

組　　版　朝日メディアインターナショナル株式会社
印 刷 所　凸版印刷株式会社
製 本 所　東京美術紙工協業組合

ISBN978-4-569-70998-7